Prof. Dr. med. Maggie Banys-Paluchowski

DIAGNOSE BRUSTKREBS

Was tun?

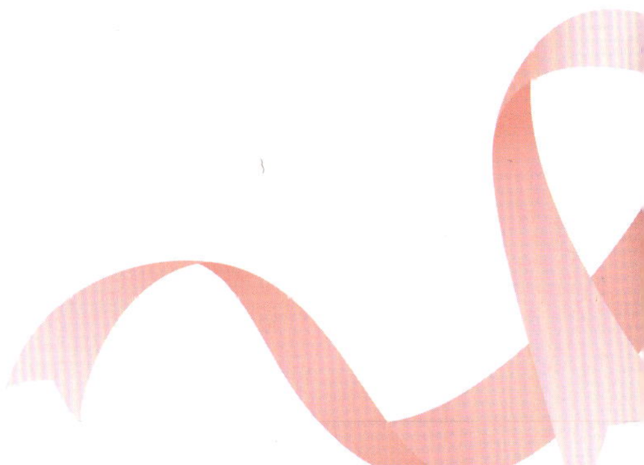

INHALT

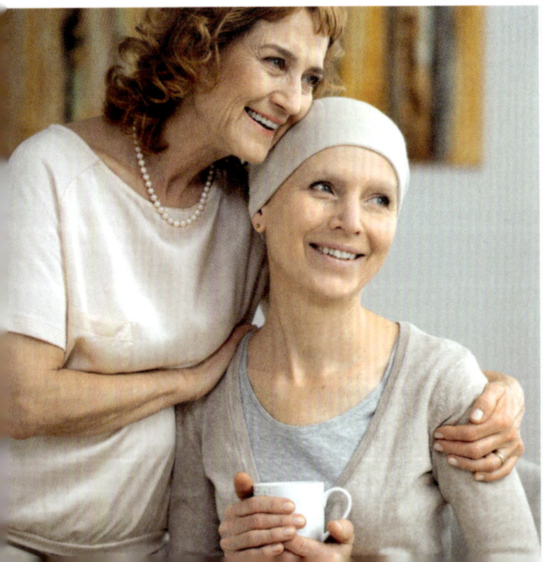

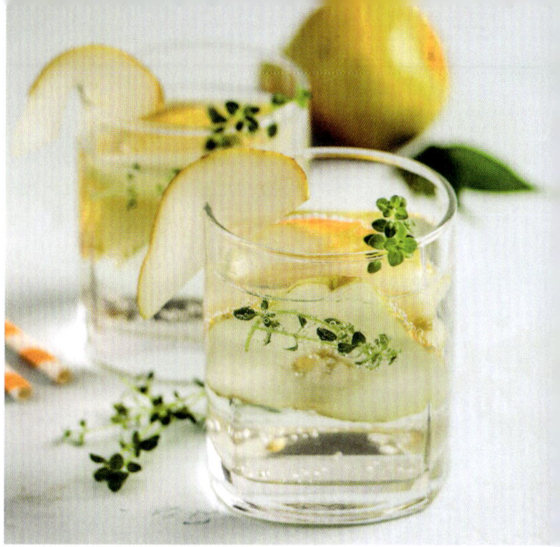

VORWORT

Wenn Sie diesen Ratgeber in den Händen halten, haben Sie vermutlich sehr viele Fragen zum Thema Brustkrebs. Sei es, weil Sie selbst davon betroffen sind oder weil ein naher Mensch in Ihrem Umfeld an Brustkrebs erkrankt ist. Vielleicht können Sie Ihre Fragen noch gar nicht klar greifen und fühlen sich überfordert, ängstlich, wütend, hilflos.

Das ist nachvollziehbar, denn die Diagnose schockiert. Krebs berührt eine Urangst in uns Menschen, denn schließlich kann die Krankheit zum Tod führen. Diese Sorgen und Gedanken erlebe ich als Ärztin tagtäglich bei meinen Patientinnen. An der Diagnose kann ich nichts ändern, aber ich kann dabei helfen, die bestmögliche Therapie zu finden, um den Brustkrebs erfolgreich zu behandeln. Mit diesem Ratgeber möchte ich Ihnen auf Ihrem Weg mit der Erkrankung zur Seite stehen.

Seit vielen Jahren beschäftige ich mich mit dem Thema Brustkrebs, sowohl in der Forschung als auch in der Behandlung und Begleitung von Betroffenen. Was ich seither in der Brustkrebstherapie miterlebt habe, lässt sich wahrhaft

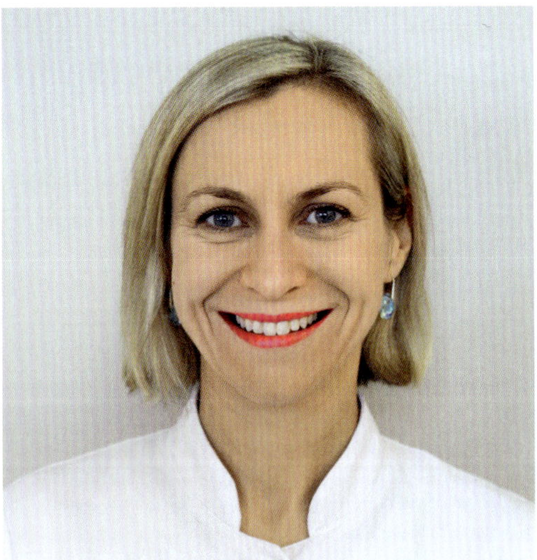

als enormer Fortschritt bezeichnen: Mittlerweile werden über 80 Prozent der Frauen dauerhaft von ihrem Brustkrebs geheilt, ohne einen Rückfall zu erleben.

Anders als früher setzen wir heute auf eine individuelle Behandlung von Brustkrebs. Vorbei sind die Zeiten, in denen alle Patientinnen nach dem gleichen Schema therapiert wurden. Denn wir wissen: Die Brustkrebstherapie ist dann am erfolgreichsten, wenn sie passgenau erfolgt – also gezielt auf die jeweilige Brustkrebsform zugeschnitten ist. Um möglichst viele Informationen über den individuellen Tumor zu erhalten, ist eine Reihe von Untersuchungen notwendig. Auf Grundlage der Ergebnisse wird die bestmögliche Behandlung zusammengestellt, oft bestehend aus einer Kombination verschiedener medizinischer Therapien wie Chemotherapie, Operation, Bestrahlung sowie zielgerichteter Therapie und endokriner Therapie. Zudem gibt es ergänzende Therapien und Angebote – beispielsweise Psychoonkologie, Mind-Body-Verfahren oder Naturheilkunde –, die darauf abzielen, Nebenwirkungen und Beschwerden zu lindern.

Sie merken schon: Die Behandlung von Brustkrebs ist durchaus komplex – und das ist gut so. Denn dieser individuelle Ansatz ermöglicht eine schonende und effektive Versorgung. Allerdings ist es gar nicht so einfach, all die Möglichkeiten und Fachbegriffe zu verstehen, wenn man gerade erst anfängt, sich mit dem Thema Brustkrebs zu beschäftigen. Genau hier setzt dieser Ratgeber an: Er vermittelt Ihnen die wichtigsten Informationen zu Untersuchungsmethoden und Therapien – wissenschaftlich fundiert und auf dem aktuellsten Stand.

Gleichzeitig möchte ich mit diesem Buch dazu beitragen, dass Sie zur Expertin für Ihren Brustkrebs werden und auch im Gespräch mit Ihren Ärztinnen und Ärzten, Therapeutinnen und Therapeuten besser für sich einstehen können. Die Diagnose bedeutet einen Einschnitt in Ihrem Leben, aber ich möchte Ihnen Mut machen: Sie sind nicht irgendein „Brustkrebsfall", sondern weiterhin eine Person mit individuellen Erfahrungen, Wünschen und Erwartungen – und das spielt natürlich auch auf Ihrem Weg mit der Erkrankung eine Rolle. Sie wissen am besten, was Ihnen guttut und woher Sie Kraft schöpfen – nutzen Sie Ihre Ressourcen und Ihr Wissen.

Ich wünsche Ihnen von Herzen alles Gute auf Ihrem Weg!
Ihre

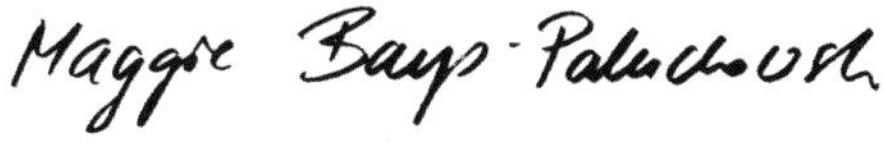

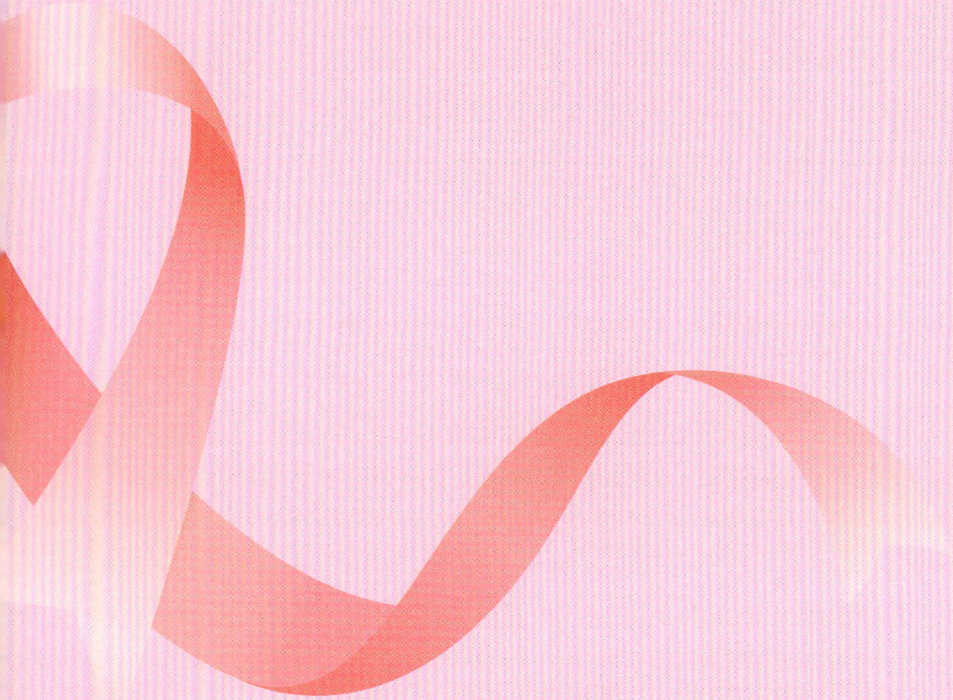

Was ist Brustkrebs?

Viele Frauen erhalten jedes Jahr die Diagnose Brustkrebs. Für die meisten ist es ein Schock, der oft mit Gefühlen wie Angst und Wut einhergeht. Ein wichtiger Schritt ist, sich über die Erkrankung zu informieren und Wissen anzueignen, um anstehende Untersuchungen und Therapien zu verstehen. In diesem Kapitel lernen Sie die wichtigsten Fakten zur Entstehung und zum Verlauf von Brustkrebs kennen.

Sie sind nicht allein

Dank jahrzehntelanger Forschung und Behandlung gibt es heute einen reichen Erfahrungsschatz im Umgang mit Brustkrebs. Das zeigt sich in der medizinischen Versorgung ebenso wie im Austausch zwischen den Betroffenen, die sich gegenseitig unterstützen.

Die häufigste Krebserkrankung bei Frauen

Die Diagnose Brustkrebs ruft in Ihnen vermutlich eine Vielzahl an Gefühlen auf. Vielleicht fühlen Sie sich damit auch allein. Doch das sind Sie nicht. Brustkrebs ist die häufigste Krebserkrankung bei Frauen: In Deutschland erkranken jedes Jahr etwa 74.500 Frauen neu daran.
Jede achte Frau muss damit rechnen, im Laufe ihres Lebens die Diagnose Brustkrebs zu erhalten. Das mittlere Erkrankungsalter liegt bei 65 Jahren. Je älter Frauen werden, umso höher das Risiko zu erkranken. Obwohl Brustkrebs als Erkrankung des Alters gilt, kann er auch in jüngeren Jahren auftreten: Jede zehnte Patientin erhält die Diagnose vor dem 45. Lebensjahr.

Enorme Fortschritte in Diagnostik und Therapie

Sie sehen: Sie sind nicht allein. Viele Frauen durchleben dasselbe wie Sie. Und das bringt durchaus etwas Gutes mit sich. So profitieren Sie davon, dass die Forschung zum Brustkrebs in den vergangenen Jahrzehnten enorme Fortschritte gemacht hat. Die Früherkennung und Untersuchungsverfahren wurden verbessert, neue Medikamente und Therapieverfahren entwickelt. Dadurch sind die Heilungschancen im Laufe der Zeit immer weiter gestiegen.
Besonders wenn der Brustkrebs in einem frühen Stadium entdeckt und behandelt wird, steht die Prognose heute sehr gut. Die aktuellen Auswertungen des Mammographie-Screenings zeigen den großen Erfolg dieser Früherkennungsmaßnahme. Die Wahrscheinlichkeit an Brustkrebs zu sterben, wird durch die Teilnahme am Screening um 20 bis 30 Prozent gesenkt. Den größten Vorteil bringt dabei eine regelmäßige Teilnahme alle zwei Jahre. Dies führt zu einer deutlich erhöhten Entdeckungsrate kleiner Tumoren, die sich schonend und erfolgreich behandeln lassen. Auf

diese Weise trägt die Früherkennung nachweislich dazu bei, die Sterblichkeit bei Brustkrebs zu verringern.
Neben der Früherkennung hat es auch große Fortschritte in der Behandlung gegeben. In Deutschland haben wir mittlerweile hochqualifizierte zertifizierte Brustzentren. Die Patientinnen werden dort nach den aktuellsten wissenschaftlichen Erkenntnissen passgenau behandelt. Sie erhalten die für ihren Brustkrebs am besten geeignete Therapie. Auch eine umfassende Beratung und Begleitung durch ein interdisziplinäres Team – also Expertinnen und Experten verschiedener Fachrichtungen – ist heute Standard. Es gibt viel Erfahrung in der Nachsorge und die Frauen werden im Anschluss an die Therapie begleitet, damit sie gut in ihren Alltag zurückfinden.

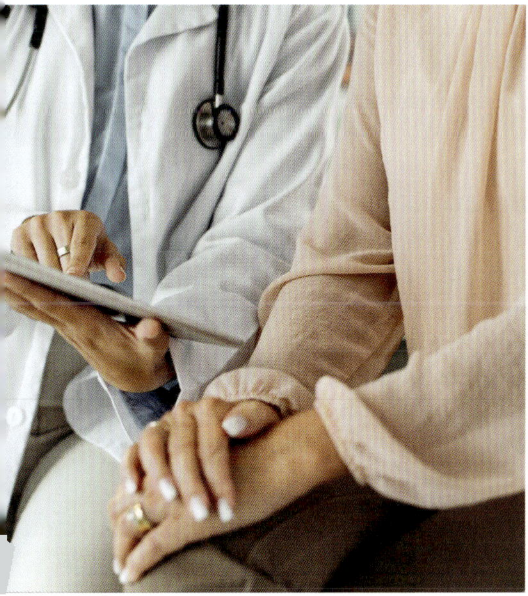

Mehr Bewusstsein und Aufmerksamkeit für Brustkrebs

Von einer häufigen Erkrankung betroffen zu sein, bedeutet für Sie auch, dass in der Bevölkerung ein erhöhtes Bewusstsein dafür besteht – und dass viele Menschen mit ähnlichen Erfahrungen sich austauschen und gegenseitig unterstützen. Noch in den 1970er- und 1980er-Jahren galten Krebserkrankungen als Tabuthema, über das kaum gesprochen wurde. Patientinnen wurden nur wenig in die Behandlung einbezogen. Das ist heute anders.
Viele Frauen mit Brustkrebs haben sich zudem in Selbsthilfegruppen zusammengeschlossen, auch um das Thema in die Öffentlichkeit zu bringen. Der Austausch mit anderen Betroffenen tut vielen Patientinnen gut, weil sie sich über die Herausforderungen im täglichen Umgang mit der Krankheit informieren können. Außerdem gehört zu einer effektiven Therapie, dass Sie gut über Ihren Brustkrebs Bescheid wissen und in die Entscheidung für oder gegen eine Therapie eingebunden sind. Die sogenannte partizipative Entscheidungsfindung (engl. „Shared Decision Making“) führt nachweislich zu besseren Behandlungsergebnissen.

Was vor Brustkrebs schützt und wie er entsteht

Brustkrebs entsteht nicht von heute auf morgen. Verschiedene Faktoren tragen zu seiner Entwicklung bei. Was die Medizin bisher über die Ursachen sagen kann.

Warum ich? – Wie Brustkrebs entsteht

Vielleicht stellen Sie sich die Frage: „Warum bin ausgerechnet ich an Brustkrebs erkrankt?" Möglicherweise grübeln Sie auch darüber nach, ob Sie etwas „falsch" gemacht haben. Das geht vielen Frauen so. Sie hinterfragen ihr Verhalten, analysieren ihre Ernährungsgewohnheiten und machen sich Vorwürfe. Ich möchte Sie entlasten und Ihnen diesen Druck und die sorgenvollen Gedanken nehmen. Bei den meisten Frauen entsteht die Erkrankung schicksalhaft. Es lässt sich also keine konkrete Ursache erkennen, weshalb sie an Brustkrebs erkrankt sind.

Mittlerweile sind jedoch bestimmte Faktoren bekannt, die das Brustkrebsrisiko erhöhen. Einige davon lassen sich beeinflussen, andere nicht. Als Hauptrisikofaktor gilt ein höheres Alter.

Neben den Risikofaktoren gibt es auch Faktoren, die das Brustkrebsrisiko senken. Dabei spielt beispielsweise eine Rolle, wann eine Frau erstmals ihre Menstruation bekommen hat und wann zum letzten Mal. Frauen, deren erste Menstruation spät aufgetreten ist, tragen ein um zehn Prozent geringeres Risiko, an Brustkrebs zu erkranken. Auch wirkt es sich aus, ob eine Frau Kinder bekommen hat und falls ja, wie viele. Genauso zählt das Stillen von insgesamt mindestens zwölf Monaten zu den schützenden Faktoren. Frauen, die jung Kinder bekommen und diese lange stillen, tragen ein niedrigeres Risiko, an Brustkrebs zu erkranken, als Frauen, die keine Kinder geboren haben.

Sie sehen: Es gibt eine Vielzahl an Risiko- und Schutzfaktoren – dennoch können diese nicht erklären, warum die eine Frau erkrankt und die andere nicht. Selbst bei ähnlichem Lebensstil kann eine Frau Brustkrebs bekommen, während eine andere gesund bleibt. Prinzipiell kann die Krankheit jede Frau treffen. Das individuelle Erkrankungsrisiko lässt sich daher schwer vorhersagen.

Aus vielen Krebszellen bildet sich ein Tumor

Auch wenn die medizinische Forschung in den meisten Fällen noch keinen konkreten Auslöser oder Ursache für die Entstehung einer Krebserkrankung gefunden hat, so lässt sich mittlerweile gut erklären, wie Krebs sich entwickelt. Das ist zwar keine Antwort auf die Frage: „Warum gerade ich?" Aber es erklärt, wie die Krankheit voranschreitet – und verdeutlicht, warum eine frühzeitige Diagnose und Therapie von großer Bedeutung sind.

Risikofaktoren für Brustkrebs

- Höheres Lebensalter
- Erbliche Veranlagungen
- Frühere Strahlentherapie des Brustkorbs (insbesondere im Kindes- und Jugendalter)
- Bestimmte Hormontherapien
- Dichtes Brustgewebe
- Diabetes Typ 2
- Übergewicht oder Fettleibigkeit, vor allem nach den Wechseljahren
- Mangelnde Bewegung
- Alkohol
- Rauchen

Jede Krebserkrankung beginnt mit Veränderungen in den Zellen. Das ist bei Brustkrebs genauso. Durch innere oder äußere Einflüsse findet eine Veränderung der Gene (Mutation) oder ein Fehler beim Ablesen der Erbinformation statt. Das sorgt dafür, dass sich aus einer gutartigen Brustzelle eine bösartige Krebszelle entwickelt.

Krebszellen haben ganz bestimmte Merkmale. Bei gesunden Zellen ist das Wachstum begrenzt. Sie teilen sich in der Regel nur langsam. Krebszellen hingegen teilen sich unkontrolliert und können ungehemmt wachsen. Zudem entziehen sie sich der Kontrolle des körpereigenen Immunsystems. Aus jeder Krebszelle entstehen so viele weitere Krebszellen, die sich ungehindert vermehren. Dieser Prozess läuft unbemerkt ab und schreitet immer weiter fort, bis viele Millionen Krebszellen entstanden sind und in der Brust eine Geschwulst, einen Tumor, bilden.

Wenn ein Tumor nicht erkannt und behandelt wird, wächst er weiter. Wie schnell oder langsam dies geschieht, hängt von verschiedenen Merkmalen der Krebszellen und vom körpereigenen Immunsystem ab. Auch das Alter der Patientin scheint eine Rolle zu spielen. So teilen sich die Zellen bei älteren Frauen meist langsamer als bei jüngeren, sodass der Tumor in der Regel weniger schnell wächst. Meist entsteht ein Tumor über einen langen Zeitraum.

Brustbewusstsein im Fokus

Vielleicht haben Sie davon gehört, dass die aktuellen medizinischen Leitlinien die monatliche Selbstabtastung der Brust nicht mehr empfehlen. Das liegt daran, dass wissenschaftliche Studien gezeigt haben, dass die regelmäßige Selbstuntersuchung allein die Sterblichkeit bei Brustkrebs nicht messbar senkt.

Aber heißt das nun, dass Sie Ihrer Brust keine Aufmerksamkeit mehr schenken sollten? Nein, natürlich nicht! Stattdessen rückt heute das sogenannte Brustbewusstsein (engl. „Breast Awareness") in den Fokus. Dabei geht es darum, ein natürliches Gespür für den eigenen Körper zu entwickeln: Sie lernen, die Anzeichen von Brustkrebs zu erkennen, und machen sich mit dem normalen Aussehen und Tastempfinden Ihrer Brust vertraut. Im Detail bedeutet das:

Machen Sie sich vertraut mit Ihren Brüsten: Wie sehen sie aus? Wie ist die Form? Wie fühlen sie sich an? Gibt es Unterschiede zwischen beiden Seiten? Am besten geeignet ist dafür die Zeit nach der Regelblutung, wenn die Brüste weniger angespannt sind. Nehmen Sie Ihre Arme auch nach oben: So können Sie den unteren Teil Ihrer Brust am besten sehen und beurteilen.

1

2

Lernen Sie, welche Symptome Brustkrebs verursachen kann. Viele Frauen gehen davon aus, dass sich der Krebs immer in Form eines Knotens zeigt. Das ist aber nicht immer der Fall. Manchmal ist das erste Anzeichen eine Rötung der Brust, eine Hautveränderung, Einziehung der Brustwarze oder der Haut oder eine schuppige Brustwarze.

3

Besprechen Sie mit Ihrer Frauenärztin oder Ihrem Frauenarzt, welche Früherkennung für Sie sinnvoll ist. Wenn Sie bereits 50 Jahre alt sind oder älter, ist die Teilnahme am Mammographie-Screening sehr empfehlenswert. So kann ein Tumor entdeckt werden, lange bevor er Symptome macht oder tastbar wird.

4

Klären Sie Ihr familiäres Risiko: Gab es in Ihrer Verwandtschaft Frauen, die an Brust- oder Eierstockkrebs erkrankt sind? Oder ist möglicherweise ein männlicher Verwandter an Brustkrebs erkrankt? Falls ja, sprechen Sie darüber mit Ihrer Frauenärztin oder Ihrem Frauenarzt. Gegebenenfalls benötigen Sie eine besondere Form der Früherkennung.

Das heißt, es vergehen oft viele Jahre, bis sich aus der ersten Krebszelle ein bösartiger Tumor bildet.

Liegt es in den Genen?

Wenn mehrere Frauen in einer Familie an Brustkrebs erkranken, kann dies rein zufällig passieren. Es ist jedoch seit Langem bekannt, dass es Familien gibt, in denen Krebserkrankungen gehäuft auftreten. Je mehr Personen aus einer Familienlinie an Brust- oder Eierstockkrebs erkrankt sind und je jünger sie bei der Diagnose waren, desto höher ist die Wahrscheinlichkeit, dass eine erbliche Veränderung vorliegt. In solchen Fällen werden Mutationen, die das Risiko für Krebs erhöhen, in der Familie vererbt. Diese genetischen Veränderungen werden auch genetische Risikofaktoren genannt. Bei 5 bis 10 von 100 Frauen mit Brustkrebs wird eine familiäre Vorbelastung vermutet.
Besteht der Verdacht auf eine erbliche Veranlagung, können sich Brustkrebsbetroffene sowie gesunde Personen in zertifizierten Zentren für Familiären Brust- und Eierstockkrebs (FBREK-Zent-

Wie ein Tumor entsteht

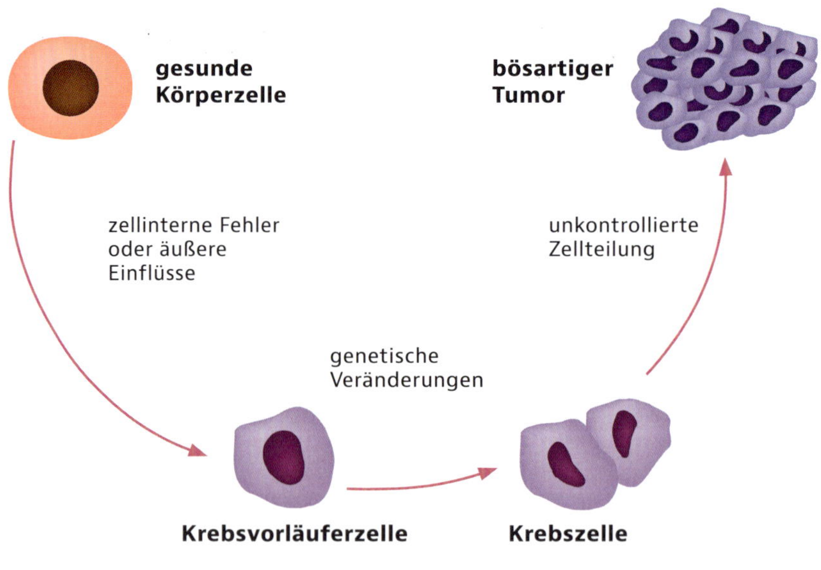

Mögliche Anzeichen für eine genetische Veranlagung

Folgende Auffälligkeiten innerhalb einer Familie (auf einer Familienseite) können für einen erblich bedingten Brustkrebs sprechen:

- Mindestens drei Frauen mit Brustkrebs, unabhängig vom Alter
- Mindestens zwei Frauen mit Brustkrebs, wobei eine Frau vor dem 51. Geburtstag erkrankt ist
- Mindestens eine Frau mit Brustkrebs, die vor dem 36. Geburtstag erkrankt ist
- Mindestens eine Frau mit Brustkrebs und eine weitere mit Eierstockkrebs
- Mindestens eine Frau mit Brust- und Eierstockkrebs
- Mindestens zwei Frauen mit Eierstockkrebs
- Mindestens eine Frau mit beidseitigem Brustkrebs, wobei eine Erkrankung vor dem 51. Geburtstag aufgetreten ist
- Mindestens ein Mann mit Brustkrebs
- Mindestens eine Frau mit Eierstockkrebs, die vor dem 80. Geburtstag erkrankt ist
- Mindestens eine Frau mit triple-negativem Brustkrebs, die vor dem 70. Geburtstag erkrankt ist

ren) beraten lassen. Eine Option stellt in diesem Zusammenhang ein Gentest dar. Dieser gibt Aufschluss darüber, ob eine Veränderung in einem der sogenannten Risikogene vorliegt. Vor jedem Gentest findet eine umfassende Beratung statt, die häufig gemeinsam mit Fachärztinnen und Fachärzten für Humangenetik sowie Gynäkologie durchgeführt wird. Diese Beratungsgespräche sind wichtig, denn das Wissen um eine erbliche Veränderung kann belasten, bietet aber auch die Chance zur Vorbeugung.

Ob ein Gentest für Sie infrage kommt und ob Sie diesen freiwilligen Test in Anspruch nehmen möchten, besprechen Sie am besten mit Ihrem Team im Brustzentrum bzw. Ihrer Frauenärztin oder Ihrem Frauenarzt. Dabei wird auch erläutert, welche Auswirkungen der Befund für weitere Familienangehörige haben könnte.
Wird bei Ihnen eine genetische Veränderung nachgewiesen, besteht die Möglichkeit, dass auch Ihre Kinder davon betroffen sind: Dann kann dieses verän-

derte Gen mit einer Wahrscheinlichkeit von 50 Prozent weitergegeben werden. Sowohl Frauen als auch Männer können die veränderten Gene in sich tragen und weitervererben. Deshalb dürfen auch Ihre Tochter oder Ihr Sohn zur Beratung kommen, um zunächst zu klären, ob ein Gentest möglich und sinnvoll ist. Anschließend entscheiden Ihre Kinder selbst, ob sie sich testen lassen möchten.

Frauen, die eine erbliche Genveränderung im Zusammenhang mit Brustkrebs tragen, können spezielle Früherkennungsprogramme mit engmaschigen Kontrollen nutzen. Diese werden an spezialisierten Zentren angeboten, die dem Konsortium Familiärer Brust- und Eierstockkrebs angehören. Im Rahmen dieses „Intensivierten Früherkennungs- und Nachsorgeprogramms" (IFNP) finden – je nachdem, welches Gen betroffen ist – alle sechs bis zwölf Monate Kontrolluntersuchungen statt. In der Regel können Frauen bis zum 70. Lebensjahr an dem Programm teilnehmen. Zur Einschätzung des individuellen Erkrankungsrisikos kommen spezielle Computerprogramme zum Einsatz, die neben der genetischen Veranlagung auch Faktoren wie Lebensstil, Gewicht und Ernährung berücksichtigen.

Auch eine vorbeugende („risikoreduzierende") Operation kann eine Möglichkeit sein. Dabei werden die Eierstöcke und Eileiter oder die Brustdrüse entfernt. Eine solche Operation stellt immer eine individuelle Entscheidung dar, die gründlich und ausgewogen getroffen werden sollte.

Sie müssen dies nicht allein entscheiden: In der Regel finden im Vorfeld mehrere Beratungsgespräche im Zentrum für Familiären Brust- und Eierstockkrebs statt. Auch eine psychologische Begleitung kann unterstützend hinzugezogen werden. Darüber hinaus kann auch der Austausch in einer Selbsthilfegruppe eine wertvolle Hilfe sein, um Erfahrungen und Bedenken zu teilen.

Was bedeutet es, eine Veränderung in einem Risikogen zu haben?

Von einer „krankheitsverursachenden Veränderung" sprechen wir, wenn bestimmte Gene so verändert sind, dass sie das Risiko für eine Brustkrebserkrankung auf Dauer erhöhen. Manchmal wird diese Veränderung als genetische Mutation bezeichnet. Wichtig zu wissen: Wenn bei einer Frau eines dieser Gene verändert ist, bedeutet das nicht automatisch, dass sie an Brustkrebs erkrankt. Allerdings ist ihre Wahrscheinlichkeit zu erkranken erhöht – und je nachdem, um welches Gen es sich handelt, variiert das Erkrankungsrisiko dabei. Die verschiedenen Risikogene werden auch unterteilt in:

Hochrisikogene: Das Brustkrebsrisiko ist stark erhöht. Etwa 40 bis 70 Prozent der Frauen entwickeln Brustkrebs.

Moderate Risikogene: Das Risiko ist deutlich erhöht, aber nicht so stark wie bei Veränderungen in den Hochrisikogenen.
Niedrigrisikogene: Das Risiko ist geringfügig erhöht. Einzeln verändern diese Gene das Erkrankungsrisiko zwar nur minimal, aber wenn mehrere von ihnen verändert sind, kann das Brustkrebsrisiko dennoch stärker erhöht sein.
Darüber hinaus haben Frauen mit einer genetischen Veränderung ein erhöhtes Risiko, nach einer überwundenen Krebserkrankung eine Zweiterkrankung zu entwickeln. Das kann beispielsweise bedeuten, dass sich in der anderen Brust ein zweiter Tumor bildet.

BRCA1 und BRCA2: die wichtigsten Risikogene

Vielleicht haben Sie im Zusammenhang mit Brustkrebs schon von BRCA1 und BRCA2 gehört. Dabei handelt es sich um die beiden wichtigsten Hochrisikogene für diese Erkrankung. Die Abkürzung „BRCA" steht für „BReast CAncer", während die Zahlen 1 und 2 die beiden unterschiedlichen Gene kennzeichnen. BRCA1 und BRCA2 sind Gene, die jeder Mensch besitzt. Eigentlich schützen sie vor Krebs. Sie übernehmen eine wichtige Aufgabe im Körper, da sie dabei helfen, Schäden an der Erbsubstanz (DNA) in den Zellen zu reparieren. Dadurch können sich Zellen nicht unkontrolliert

Brustkrebsrisiko mit genetischer Veränderung und ohne genetische Veränderung

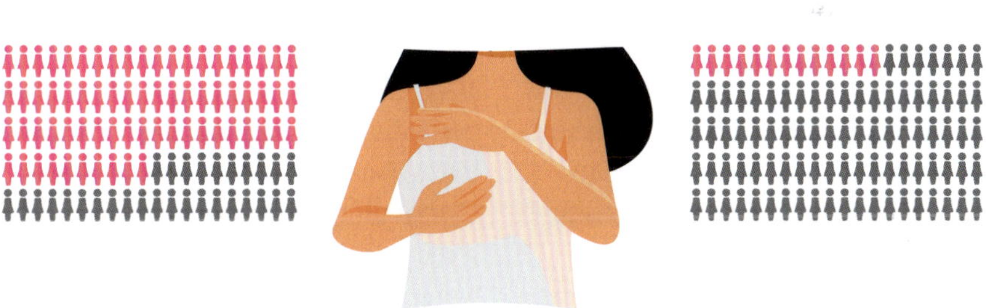

Etwa 70 von 100 Frauen mit einer BRCA1- oder BRCA2-Mutation erkranken an Brustkrebs.

Ohne Mutation erkranken etwa 13 von 100 Frauen.

Hier finden Sie genetische Beratung

- Fragen Sie in Ihrem Brustzentrum oder in Ihrer gynäkologischen Praxis nach, ob dort eine genetische Beratung bzw. Aufklärung angeboten wird oder ob man Sie an eine entsprechende Stelle weitervermitteln kann.
- Das Deutsche Konsortium Familiärer Brust- und Eierstockkrebs bietet hilfreiche Informationen, unter anderem eine Entscheidungshilfe. Sie finden online eine vollständige Übersicht aller Zentren in Deutschland: www.konsortium-familiaerer-brustkrebs.de
- Eine regelmäßig aktualisierte Liste zertifizierter Zentren für Familiären Brust- und Eierstockkrebs (FBREK-Zentren) finden Sie auf der OncoMap-Webseite: www.oncomap.de. Wählen Sie dort unter „Tumore" den Bereich „Familiärer Brust- und Eierstockkrebs".
- Viele zertifizierte Brustzentren arbeiten engmaschig mit den Zentren für Familiären Brust- und Eierstockkrebs zusammen und können im Rahmen dieser Kooperationen ebenfalls genetische Testungen anbieten.
- Das BRCA-Netzwerk bietet Selbsthilfe mit bundesweiten Ansprechpersonen und Gesprächskreisen für Betroffene und Angehörige: www.brca-netzwerk.de

teilen und Krebs entstehen lassen. Sind diese Gene allerdings verändert, funktioniert dieser Reparaturmechanismus nicht mehr – und das Risiko, an Krebs zu erkranken, steigt.

Etwa 70 von 100 Frauen, die eine genetische Veränderung am BRCA1-Gen oder BRCA2-Gen tragen, entwickeln im Laufe ihres Lebens Brustkrebs. Auch das Risiko für Eierstockkrebs, Bauchspeicheldrüsenkrebs oder schwarzen Hautkrebs (Melanom) ist durch die besagten Hochrisikogene BRCA1 und BRCA2 erhöht. Die Veränderungen werden auch an Männer vererbt und erhöhen beispielsweise das Risiko für Prostatakrebs.

Brustkrebs ist nicht gleich Brustkrebs

Brustkrebstumoren können sich sehr unterschiedlich zeigen – an verschiedenen Stellen in der Brust und mit unterschiedlichen Merkmalen und Ausprägungen. Das beeinflusst den Verlauf der Erkrankung und die Heilungschancen.

Wo Brustkrebs auftreten kann

Eine Krebszelle – und in der Folge ein Tumor – kann sich an verschiedenen Stellen in der Brust entwickeln. Um zu beschreiben, an welcher Stelle sich der Brustkrebs befindet, nutzen Ärztinnen und Ärzte die Einteilung in Quadranten. Die Brust wird dabei in vier Abschnitte aufgeteilt– eine Linie verläuft längs und eine Linie quer durch die Brustwarze. Die Quadranten werden aufgeteilt in:

- oben außen
- oben innen
- unten außen
- unten innen

Am häufigsten entwickelt sich Brustkrebs oben außen.
Um die genaue Lage des Brustkrebstumors zu beschreiben, verwenden Ärztinnen und Ärzte häufig auch die Uhrzeiger-Methode. Dabei wird die Brust mit dem Zifferblatt einer Uhr verglichen. Die Position des Tumors wird dann beispielsweise mit „2 Uhr" angegeben. Hier gilt zu beachten, dass „2 Uhr" bei der linken Brust einen anderen Quadranten bezeichnet als „2 Uhr" in der rechten Brust. Um die Lokalisation noch genauer zu beschreiben, wird außerdem auch der Abstand zwischen Tumor und Brustwarze vermessen.

Die verschiedenen Formen von Brustkrebs

Kein Brustkrebs ist wie der andere – die genaue Art der Brustkrebserkrankung beeinflusst die Wahl der Behandlung. Zunächst einmal ist es hilfreich zu wissen, dass die Brust aus unterschiedlichem Gewebe besteht: Drüsengewebe, Fettgewebe und Bindegewebe.
Das Drüsengewebe setzt sich aus mehreren Drüsenlappen zusammen, die wiederum aus kleineren Drüsenläppchen bestehen. Jeder Drüsenlappen geht in einen Milchgang über, der zur Brustwarze führt.

Wo Brustkrebs auftreten kann

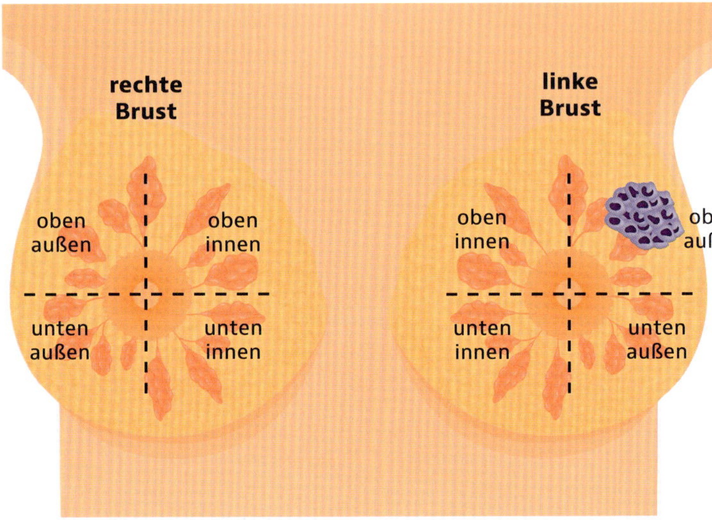

Der eingezeichnete Tumor befindet sich links oben außen. Er liegt zwischen 1 und 2 Uhr.

Duktal oder lobulär? Wo der Tumor entsteht

Brustkrebs kann in verschiedenem Gewebe auftreten. Folgende Unterscheidung nach Ursprungsgewebe wird genutzt:

- Duktaler Brustkrebs: Die Krebszellen entstehen in den Milchgängen. Sie bilden oft kompakte Tumorverbände und sind daher mit Mammographie und Ultraschall meistens gut erkennbar. Etwa 70 bis 80 Prozent der Brustkrebserkrankungen fallen auf den duktalen Brustkrebs, der heutzutage als „No Special Type" (englisch für „kein spezieller Typ", abgekürzt „NST") bezeichnet wird.
- Lobulärer Brustkrebs: Die Krebszellen gehen von den Drüsenläppchen der Brust (Lobuli) aus und wachsen typischerweise einzeln und diffus. Sie breiten sich häufig an mehreren Stellen aus und können sich in beiden Brüsten gleichzeitig entwickeln. In der Mammographie und im Ultraschall lässt sich lobulärer Brustkrebs meist etwas schlechter erkennen als andere Brustkrebsarten.

Invasiv oder nicht-invasiv? Wie sich der Tumor ausbreitet

Eine weitere Unterscheidung von Brustkrebsformen betrifft die Ausbreitung des Tumors: Hier wird zwischen nicht-invasivem und invasivem Brustkrebs differenziert.

Nicht-invasiver Brustkrebs

Bei dieser Form des Brustkrebses – auch „in situ" genannt – bleiben die Krebszellen auf ihren Ursprungsort beschränkt und durchbrechen das umliegende Gewebe nicht. Die häufigste nicht-invasive Form ist der „duktale Brustkrebs in situ" („duktales Carcinoma in situ", abgekürzt „DCIS"). DCIS entsteht in den Milchgängen und ist auf diese begrenzt. Die Krebszellen haben die Membran am Milchgang nicht durchbrochen.
DCIS macht etwa 10 bis 15 Prozent aller Brustkrebsfälle aus. Oft wird es als „Vorstufe" bezeichnet. Ich versuche diesen Begriff zu vermeiden, da „Vorstufe" so klingt, als seien die Zellen harmlos. Aber das stimmt nicht: Die Krebszellen, die

Nicht-invasiver Brustkrebs (DCIS) und invasiver Brustkrebs

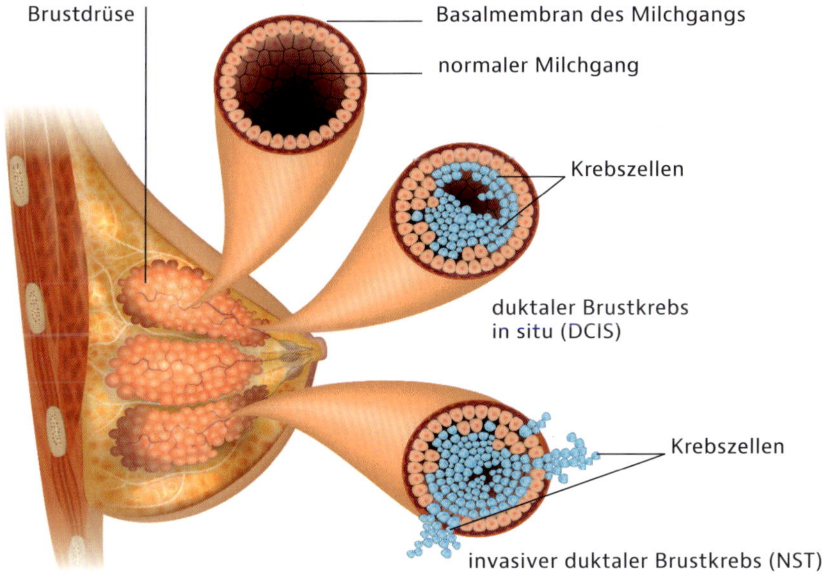

sich dort gebildet haben, sind bösartig und können mit der Zeit in das umliegende Gewebe einwachsen. Bei einigen Frauen – aber nicht bei allen – bildet sich aus dem DCIS in den Folgejahren ein invasiver Brustkrebs. Noch lässt sich allerdings nicht genau vorhersagen, welches DCIS sich zu einem invasiven Brustkrebs entwickelt und in welchem Tempo dieser Prozess voranschreitet. Deshalb sollte behandelt werden, um den Übergang zum invasiven Brustkrebs zu verhindern. Relativ selten tritt ein „lobuläres Carcinoma in situ" („LCIS") auf. Dies entsteht in den Drüsenläppchen und ist darauf beschränkt.

Zusammensetzung der Brust

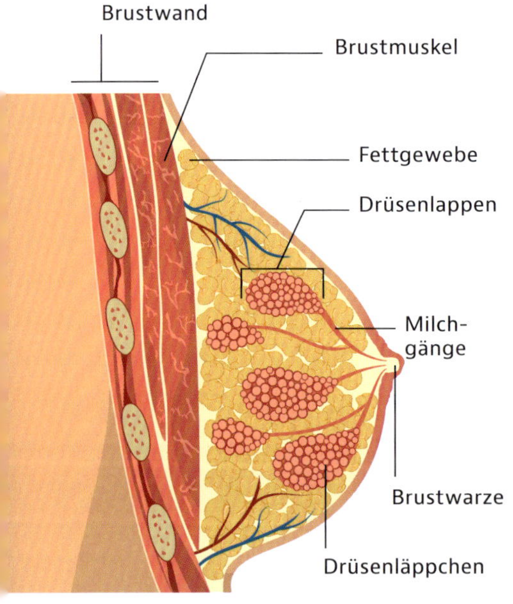

Invasiver Brustkrebs

Wenn wir von Brustkrebs sprechen, meinen wir in der Regel den invasiven Brustkrebs: mit bösartigen Krebszellen, die sich ausbreiten können. Die häufigste invasive Form ist der invasive duktale Brustkrebs („No Special Type", abgekürzt „NST"). Die Krebszellen entstehen in den Milchgängen, durchbrechen dann die Membran am Milchgang und wachsen in das benachbarte Gewebe hinein. Über die Blutbahnen können sie in andere Organe oder über die Lymphbahnen in Lymphknoten streuen und dort Tochtergeschwulste (Metastasen) bilden. Einen geringeren Anteil der Brustkrebserkrankungen – etwa 10 bis 15 Prozent der invasiven Fälle – macht der invasive lobuläre Brustkrebs aus. Dabei entstehen die Krebszellen in den Drüsenläppchen und breiten sich von dort in das umliegende Gewebe aus und können Metastasen bilden.
Zudem gibt es weitere, eher seltene Formen von Brustkrebs. Dazu zählen Mischformen, bei denen sich Tumoren entwickeln, die nicht – oder nicht ausschließlich – von den Zellen im Drüsengewebe ausgehen. Auch spezielle Formen wie der entzündliche Brustkrebs („inflammatorischer Brustkrebs") können vorkommen.

Wie verläuft Brustkrebs?

Eine Brustkrebsdiagnose bedeutet heute nicht mehr das, was sie früher einmal bedeutet hat: Die Aussicht auf Heilung ist deutlich gestiegen. Jede Patientin erhält eine passgenaue Therapie, die auf den individuellen Verlauf ihres Brustkrebses abgestimmt ist.

Bessere Früherkennung und passgenaue Therapie

Die Deutsche Krebsgesellschaft schreibt, dass sich die Heilungschancen bei Brustkrebs „dramatisch verbessert" haben – das ist keine Übertreibung. Mittlerweile werden über 80 Prozent der Frauen dauerhaft von ihrem Brusttumor geheilt, ohne einen Rückfall zu erleben. Die relative 5-Jahres-Überlebensrate für Frauen mit Brustkrebs in Deutschland liegt bei 88 Prozent, die 10-Jahres-Überlebensrate bei 83 Prozent.

Diese Entwicklung geht an erster Stelle auf die verbesserte Früherkennung zurück. So hat die Einführung des Mammographie-Screenings dazu beigetragen, dass Tumore viel häufiger in einem früheren – und somit besser heilbaren – Stadium entdeckt werden. Alle zwei Jahre erhalten Frauen zwischen 50 und 75 Jahren eine Einladung zum Screening.

Der zweite Grund, weshalb sich die Heilungschancen verbessert haben: Die Behandlung hat sich stark verändert. Während früher noch das Prinzip „eine Chemotherapie für alle" galt, ist mittlerweile die personalisierte Herangehensweise zum Standard geworden. Die heutigen Behandlungsmöglichkeiten sind vielfältiger und individueller. So stehen beispielsweise neue Therapien mit zielgerichteten Medikamenten zur Verfügung. Auch bewährte Therapien haben sich deutlich verbessert: So ist die Operation heute viel schonender als früher. Oft ist sie auch gar nicht mehr der erste Schritt in der Behandlung, sondern findet nach einer Chemotherapie statt, wenn der Tumor kleiner geworden ist. Dies ermöglicht eine schonendere Operation, bei der häufig die Brust erhalten werden kann.

Ähnliches gilt für die antihormonelle Behandlung: Auch sie hat sich individualisiert und verbessert. Ärztinnen und Ärzte können heute viel genauer einschätzen, wie hoch das Rückfallrisiko ist, und die Therapie entsprechend anpassen.

Letztendlich hängen die Heilungschancen jeder Patientin jedoch stets von verschiedenen Faktoren ab. Die Prognose ist besonders günstig, wenn der Brustkrebs in einem frühen Stadium entdeckt wird. Zudem beeinflussen Größe, Wachstum, Lage und biologische Eigenschaften der Krebszellen den Verlauf der Erkrankung. Diese Eigenschaften werden oft als „Tumorbiologie" bezeichnet.

Wenn die Lymphknoten befallen sind

Bei den meisten Krebserkrankungen können die Krebszellen den Tumor durch die Lymphgefäße verlassen und sich in den Lymphknoten ansammeln. Bei Brustkrebs ist am häufigsten die Achselhöhle betroffen. Die Krebszellen können auch in die Lymphknoten im Brustmuskel, am Hals und Schlüsselbein und in den Rippenzwischenräumen streuen. Wenn Krebszellen in die umliegenden Lymphknoten der Achselhöhle streuen, handelt es sich nicht um Fernmetastasen, sondern um regionale Lymphknotenmetastasen, die bei der Operation entfernt werden können.
Früher wurden bei allen Frauen möglichst viele Lymphknoten in der Achselhöhle entfernt, nach dem Motto „Viel hilft viel" – auch dann, wenn die Lymphknoten nicht befallen waren. Heute weiß man jedoch, dass die radikale Entfernung der Lymphknoten oft gar nicht notwendig ist und zudem mit gesundheitlichen Folgeschäden wie Armschwellung verbunden sein kann. Deshalb werden die Lymphknoten zunächst mit dem Ultraschall untersucht. Sehen sie dabei unauffällig aus, wird in der Regel zunächst nur der Wächterlymphknoten, auch „Sentinel-Lymphknoten" genannt, entnommen und untersucht. Dies ist der Lymphknoten, der dem Tumor am nächsten liegt. Enthält der Wächterlymphknoten keine Krebszellen, ist davon auszugehen, dass auch die anderen Lymphknoten nicht befallen sind. So müssen heutzutage nur noch selten mehrere Lymphknoten entfernt werden.

Verlauf bei Metastasen

Wenn ein Tumor gestreut hat, also Metastasen gebildet wurden, ist der Krebs nicht mehr heilbar. Mitunter ist hier auch von „Fernmetastasen" die Rede, denn diese Geschwülste bilden sich in weiter entfernten Organen oder Geweben. Selten sind die Metastasen bereits bei der ersten Diagnose der Brustkrebserkrankung vorhanden – dies betrifft nur ungefähr 6 von 100 Frauen. Bei den meisten Frauen mit metastasiertem Brustkrebs entwickeln sich die Metastasen erst im weiteren Verlauf. Prinzipiell ist dies in jedem Organ möglich. Dabei lösen sich aus dem Tumor in der Brust einzelne Krebszellen und gelangen über die Blut- oder Lymphgefäße zu anderen Organen oder Geweben und setzen sich dort fest. Brustkrebs bildet Fernmetastasen am häufigsten in

den Knochen, in der Leber und in der Lunge.
Metastasen können sich auch noch Jahre später bilden, nachdem die Krebserkrankung überwunden ist. Deshalb spielt die Nachsorge eine wichtige Rolle.
Fortgeschrittener Brustkrebs lässt sich zwar nicht vollständig heilen, aber dennoch sind verschiedene Therapien möglich, um das Wachstum des Tumors zu stoppen oder zu verlangsamen und um Beschwerden und Nebenwirkungen zu lindern.

Die Behandlungsmöglichkeiten bei metastasiertem Brustkrebs haben in den vergangenen Jahren zahlreiche Fortschritte gemacht. Durch neue und vielfältige Therapiemöglichkeiten können erkrankte Frauen länger, stabiler und mit einer besseren Lebensqualität leben. Es ist jedoch schwer, eine allgemeine Prognose über die Lebenszeit zu geben. Sie wird durch die Lokalisation der Metastasen, Eigenschaften der Tumorzellen und Ansprechen auf die Behandlung beeinflusst.

Metastasen bei Brustkrebs: Wie und wo sie entstehen

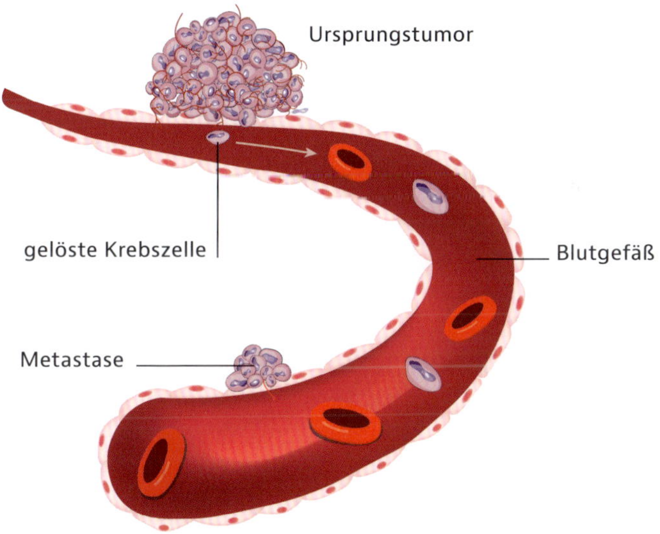

Ausgehend vom Ursprungstumor in der Brust können sich Krebszellen über die Gefäße im Körper ausbreiten und Metastasen in anderen Organen bilden.

Auch Männer können an Brustkrebs erkranken

Brustkrebs ist keine reine Frauensache. In seltenen Fällen trifft die Diagnose auch Männer. Auch für sie gilt: Eine frühe Diagnose und Behandlung verbessert die Heilungschancen.

Brustkrebs betrifft nicht ausschließlich Frauen, auch Männer können daran erkranken. Dies ist jedoch nur selten der Fall. In Deutschland erhalten pro Jahr rund 700 Männer die Diagnose Brustkrebs.

Das mittlere Erkrankungsalter bei Männern liegt bei 71 Jahren. Damit sind sie im Schnitt etwas älter als Frauen bei der Diagnose. Zudem wird die Krankheit bei Männern häufig erst in einem fortgeschrittenen Stadium festgestellt, da sie länger unbemerkt bleibt. Dies trägt dazu bei, dass die Heilungschancen im Vergleich zu Frauen insgesamt geringer sind.

Bislang sind verschiedene Risikofaktoren bekannt, die eine Brustkrebserkrankung bei Männern begünstigen können. Dazu zählen insbesondere genetische Faktoren. Doch ähnlich wie bei Frauen lässt sich die Erkrankung selten auf einen eindeutigen Auslöser zurückführen, sondern entsteht meist auf ebenso schicksalhafte Weise.

Veränderungen frühzeitig abklären

Anders als bei Frauen gibt es für Männer keine Früherkennungsuntersuchungen. Deshalb ist es besonders wichtig, bei auftretenden Symptomen aufmerksam zu sein und sich möglichst frühzeitig

Risikofaktoren bei Männern

- Erbliche Veranlagung durch eine genetische Veränderung (zum Beispiel im BRCA-Gen)
- Höheres Lebensalter
- Mehrere Brustkrebserkrankungen in der Familie
- Erhöhter Östrogenspiegel
- Klinefelter-Syndrom
- Lebererkrankungen
- Übergewicht

ärztlichen Rat einzuholen. Als erste Anlaufstelle eignet sich die Hausarztpraxis. Männer können sich aber auch an eine gynäkologische Praxis wenden oder sich an ein zertifiziertes Brustzentrum überweisen lassen.
Typische Symptome bei Männern sind:

- Verhärtungen oder Knoten in einer Brust
- Aus der Brustwarze tritt klare oder blutige Flüssigkeit aus
- Entzündungen oder Wunden auf der Brust oder im Bereich der Brustwarze heilen nicht ab
- Geschwollene Lymphknoten in der Achselhöhle

Selbsthilfe für Männer

Das Netzwerk Männer mit Brustkrebs e. V. informiert gezielt über die Erkrankung und vermittelt den Kontakt zu lokalen Ansprechpartnern. Betroffene Männer haben hier zudem die Möglichkeit, sich über ein Online-Forum zu vernetzen oder bei Patiententreffen persönlich auszutauschen: www.brustkrebs-beim-mann.de

Veränderungen in der Brust können verschiedene Ursachen haben – und in den meisten Fällen steckt bei Männern kein Brustkrebs dahinter. So können sich auch in der männlichen Brust Zysten oder gutartige Geschwulste bilden. Ich rate jedoch immer dazu, Auffälligkeiten so früh wie möglich abklären zu lassen. Für viele Männer ist dies mit Schamgefühlen verbunden und kostet Überwindung. Ungeachtet dessen gilt: Je früher ein Krebs entdeckt wird, desto besser stehen die Heilungschancen. Die Untersuchung und Behandlung von Brustkrebs bei Männern läuft ähnlich ab wie bei Frauen. Wenn operiert wird, erfolgt häufig die Entfernung der Brust.
Männer mit einer erblichen Veranlagung in einem der Risikogene wie BRCA1 oder BRCA2 sollten bei Veränderungen der Brust besonders aufmerksam sein. Jeder Mann mit Brustkrebs – ebenso wie seine Verwandten – kann sich an einem zertifizierten Zentrum für Familiären Brust- und Eierstockkrebs zur Beratung vorstellen (siehe auch Seite 14 ff.).

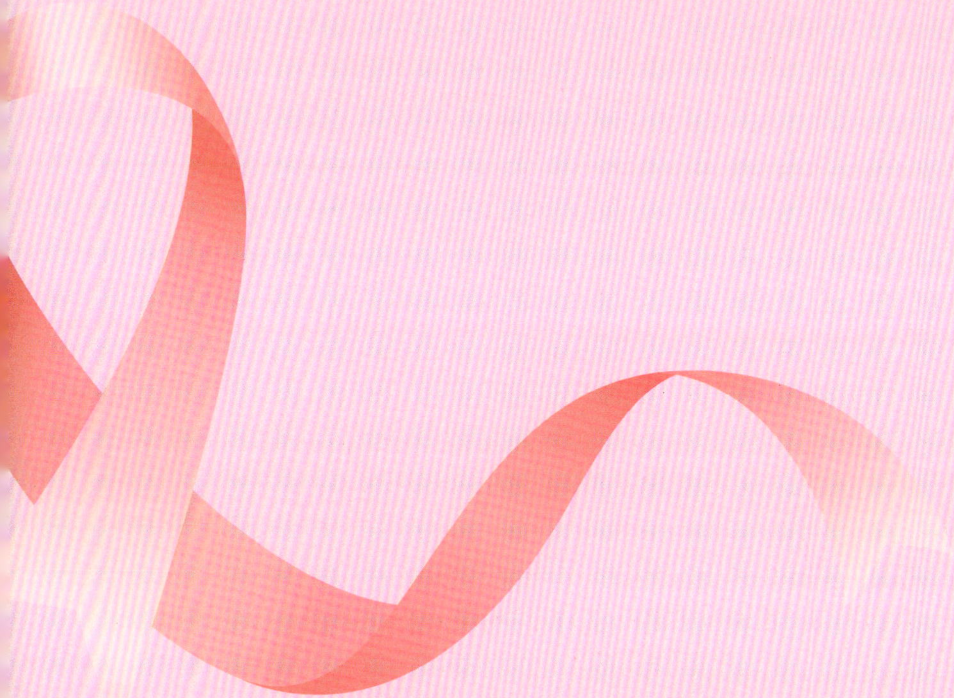

Wie geht es nach der Diagnose weiter?

Nach der ersten Diagnose sind weitere Untersuchungen erforderlich, um den Brustkrebs gezielt behandeln zu können. Mithilfe von bildgebenden Verfahren und Gewebeanalysen lässt sich viel über den Tumor herausfinden – und so die passgenaue Therapie festlegen. In diesem Kapitel erfahren Sie, was Sie über die einzelnen Untersuchungen wissen müssen und wie Sie den Arztbrief gut verstehen.

Von Anfang an in guten Händen

Um die Diagnose zu bestätigen und möglichst viel über Ihren Brustkrebs zu erfahren, sind weitere Untersuchungen notwendig. Am besten finden diese in zertifizierten Zentren statt.

Wo soll ich mich untersuchen und behandeln lassen?

Der erste Ansprechpartner bei Auffälligkeiten ist in der Regel die Frauenärztin oder der Frauenarzt – und das ist auch gut und richtig so. Wie bereits im vorherigen Kapitel erläutert, ist es wichtig, dass die Diagnose möglichst frühzeitig gestellt wird. Denn je schneller die Behandlung beginnen kann, desto besser sind die Heilungschancen.

Außerdem wissen wir aus Studien, dass es einen Unterschied macht, wo Patientinnen sich untersuchen und behandeln lassen. Vielleicht haben Sie Bedenken, eine große Einrichtung aufzusuchen, da oft das Vorurteil herrscht, dort werde nicht individuell auf die Patientinnen eingegangen. Doch das Gegenteil ist der Fall! Deshalb möchte ich Sie ermutigen, sich an ein zertifiziertes Brustzentrum zu wenden. Im Folgenden gehe ich näher darauf ein, warum dies empfehlenswert ist.

Bessere Überlebensrate in zertifizierten Zentren

Die Zertifizierung der Krebszentren hat die Qualität der Behandlung deutlich und nachhaltig verbessert. Zertifizierte Brustkrebszentren arbeiten nach einheitlichen Qualitätsstandards, die auf den medizinischen Leitlinien und aktuellen Forschungsergebnissen basieren. Die Zertifizierung erfolgt durch die Deutsche Krebsgesellschaft (DKG) und wird jedes Jahr erneut von unabhängigen Expertinnen und Experten überprüft.

Typisch für Brustkrebszentren ist die interdisziplinäre Behandlung. Das heißt, Patientinnen werden dort nicht nur von einer Ärztin oder einem Arzt behandelt, sondern ein ganzes Team ist in die Therapie eingebunden. In der Tumorkonferenz – auch „Tumorboard" genannt – kommen alle Beteiligten zusammen und besprechen die passende Therapie für jede einzelne Patientin. Zum Team zäh-

len neben dem ärztlichen Personal u. a. auch Fachkräfte der Psychoonkologie, des Sozialdienstes, der Physiotherapie und der Schmerztherapie.
Ein Brustkrebszentrum ist mehr als nur eine große Klinik – es ist ein Netzwerk aus stationären und ambulanten Einrichtungen. Als Patientin profitieren Sie davon, dass hier verschiedene Fachrichtungen zusammenarbeiten und oftmals auch langfristig eine umfassende Begleitung bieten.
Studien haben nachgewiesen, dass Krebsbetroffene eine bessere Prognose aufweisen, wenn ihre Erstbehandlung an einem zertifizierten Zentrum erfolgt. Nun wurde auch eine gesonderte Auswertung zu Brustkrebs veröffentlicht. Berücksichtigt wurden dabei zahlreiche Faktoren wie das Tumorstadium und das Alter der Patientinnen.
Die Analyse ergab ein signifikant niedrigeres Sterberisiko für Patientinnen, die in einem zertifizierten Brustkrebszentrum behandelt wurden. Der Überlebensvorteil lag bei bis zu 23 Prozent. Für das rezidivfreie Überleben – also die Zeitspanne, in der die Patientin keine Rückfälle erlebte – war der Effekt sogar noch stärker ausgeprägt. Zudem zeigten sich bessere Heilungsraten in Zentren, die seit mindestens fünf Jahren zertifiziert sind. Das klingt durchaus einleuchtend: In einem länger bestehenden Zentrum sind die Strukturen besser etabliert und das Team verfügt bereits über langjährige Erfahrung in der Behandlung und Begleitung onkologischer Patientinnen.

Gut zu wissen

„Brustzentrum" ist leider kein geschützter Begriff. Deshalb können sich auch Kliniken so nennen, die nicht auf die Behandlung von Brustkrebs spezialisiert sind und nur selten Brustkrebspatientinnen behandeln. Die Deutsche Krebsgesellschaft (DKG) listet daher auf der OncoMap-Webseite alle zertifizierten Brustkrebszentren auf, die ein DKG-Siegel tragen. Die Online-Datenbank wird regelmäßig aktualisiert: www.oncomap.de

Ein Stufenplan zur weiteren Abklärung

Nach der ersten Diagnose stehen für Sie weitere umfassende Untersuchungen an. Diese sind notwendig, um möglichst viel über die Art des Tumors, seine Ausbreitung, sein Wachstum und weitere Eigenschaften zu erfahren. Mit diesen Informationen kann die Tumorkonferenz dann die für Sie passende Therapie zusammenstellen und einen Therapieplan festlegen.

Nicht jede Untersuchung wird bei jeder Frau durchgeführt. Zu den grundlegenden Untersuchungen zählen die Röntgenuntersuchung der Brust (Mammographie) und die Ultraschalluntersuchung der Brust (Mammasonographie). Ein Schema mit den wichtigsten Schritten bei einem auffälligen Brustknoten könnte folgendermaßen aussehen:

- Tastuntersuchung und Arztgespräch
- Mammographie beider Brüste
- Ultraschall beider Brüste
- Ultraschall der Lymphknoten in den Achselhöhlen
- Bei Auffälligkeiten: Stanz- oder Vakuumbiopsie
- Ggf. Staging-Untersuchung: Computertomographie Lunge/Bauch/Becken sowie Knochenszintigraphie
- Ggf. zusätzlich Magnetresonanztomographie der Brüste
- Bei Verdacht auf erbliche Belastung: genetische Testung
- Entscheidung über Therapie und Beginn der Therapie

Im Gespräch bleiben und sich auf die Untersuchungen vorbereiten

Ein wichtiger Bestandteil der Behandlung ist, dass Sie sich als Patientin gut informiert und beraten fühlen. Möglicherweise fällt es Ihnen gar nicht so leicht, im Gespräch mit Ihrer Ärztin oder Ihrem Arzt all die Themen anzusprechen, die Sie beschäftigen. Scheuen Sie sich auch nicht nachzufragen, wenn Sie medizinische Fachbegriffe nicht verstehen.

Mein persönlicher Tipp

Bringen Sie eine vertraute Person zum Gespräch mit. Vier Ohren hören mehr als zwei. Das kann eine gute Freundin, ein guter Freund, die Partnerin, der Partner oder eine nahestehende Person aus dem Familienkreis sein.

Notieren Sie sich im Vorfeld Ihre Fragen. Während des Gesprächs werden oft so viele Themen besprochen, dass man leicht vergisst, eigene Fragen zu stellen. Die folgenden Fragen geben Ihnen eine gute Richtschnur für das ärztliche Gespräch vor jeder Untersuchung. Sie stammen aus der Patientenleitlinie Psychoonkologie:

- Warum ist diese Untersuchung notwendig?
- Wie läuft die Untersuchung ab?
- Welche Risiken und Nebenwirkungen kann die Untersuchung mit sich bringen?
- Was muss ich vorab zur Vorbereitung bedenken?
- Welche Folgen können sich aus der Untersuchung ergeben?
- Wie lange dauert es, bis ich das Ergebnis erhalte?
- Wie geht es nach dem Ergebnis weiter?
- Wer ist mein Ansprechpartner, wenn ich noch Fragen habe oder weitere Informationen benötige?

Welche weiteren Untersuchungen anstehen

Mammographie und Ultraschall bilden das Fundament der modernen Brustdiagnostik, aber es können auch andere ergänzende Untersuchungen notwendig werden. Welche das sind und wann sie zum Einsatz kommen, klären wir jetzt.

Körperliche Untersuchung und Anamnese

Eine gründliche Tastuntersuchung gehört stets zur Diagnostik dazu. Dabei tastet Ihre Ärztin oder Ihr Arzt beide Brüste auf Verhärtungen und Knoten ab. Zusätzlich werden auch die Achselhöhlen und die Region um das Schlüsselbein abgetastet.
Im Gespräch werden Sie zu Ihren Symptomen und Beschwerden sowie zu möglichen Krebserkrankungen in Ihrer Familie befragt.

Mammographie

Die Mammographie ist eine Röntgenuntersuchung der Brust. Sie ist das Standardverfahren, um einen Krebsverdacht zu bestätigen oder auszuschließen, und wird sowohl in der Früherkennung als auch bei der Abklärung von Symptomen angewendet. Die Mammographie kann aufzeigen, was hinter der Verhärtung in der Brust steckt: gutartige Kalkablagerungen oder ein bösartiger Tumor. Bis heute gilt die Mammographie als die beste Methode, um Krebsvorstufen und Tumoren in der Brust frühzeitig zu erkennen. Dabei

Gut zu wissen

Am Tag der Mammographie sollten Sie kein Deo benutzen. Verzichten Sie außerdem darauf, Creme oder Körperpuder auf den Oberkörper aufzutragen. Diese Produkte können winzige Partikel enthalten, die in der Röntgenaufnahme Kalkablagerungen ähneln – und so einen falschen Befund ergeben.

werden auch die genaue Lage und Größe des Tumors sichtbar. Allerdings reicht diese Methode allein nicht aus, um sicher zu sagen, ob es sich um Brustkrebs handelt.
Die Kosten für eine Mammographie zur Abklärung werden von den Krankenkassen übernommen. Auch im Rahmen des Mammographie-Screenings haben Frauen zwischen 50 und 75 Jahren in Deutschland die Möglichkeit, diese Untersuchung alle zwei Jahre zur Früherkennung zu nutzen.

Ablauf der Mammographie
Die Untersuchung kann sich manchmal unangenehm anfühlen. Sie stehen dabei vor dem Mammographie-Gerät, und Ihre Brust wird auf eine Plexiglasscheibe gelegt. Im nächsten Schritt wird eine weitere Scheibe von oben herabgelassen, die Ihre Brust fest zusammendrückt, und es wird eine Aufnahme gemacht. Danach wird eine andere Scheibe von der Seite an die Brust herangeschoben und drückt sie noch einmal zusammen, für eine seitliche Aufnahme. Bei der Mammographie werden in der Regel

Was sagt der Mammographie-Befund?

Das Ergebnis der Mammographie wird anhand der sogenannten BI-RADS-Kategorien bewertet.
Das sagt der Befund aus:

- Befund-Kategorie 0: Unvollständig. Die Röntgenbilder können nicht beurteilt werden. Es sind weitere bildgebende Untersuchungen erforderlich.
- Befund-Kategorie 1: Unauffällig. Es sind keine weiteren Untersuchungen bis zur nächsten Routineuntersuchung erforderlich.
- Befund-Kategorie 2: Sicher gutartig. Es genügt die Routineuntersuchung beim nächsten Mammographie-Screening.
- Befund-Kategorie 3: Vermutlich gutartig. Es wird eine Kontrolluntersuchung in drei bis sechs Monaten empfohlen.
- Befund-Kategorie 4: Verdächtig. Die Veränderungen könnten bösartig sein. Eine Gewebeprobe wird empfohlen.
- Befund-Kategorie 5: Hochgradig verdächtig. Eine Gewebeprobe wird empfohlen.
- Befund-Kategorie 6: Bestätigter Brustkrebs.

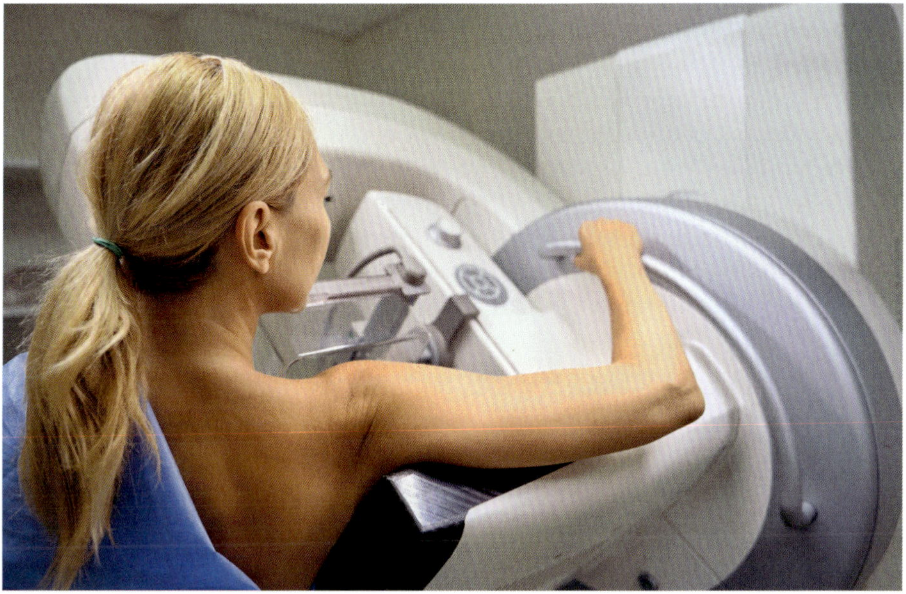

beide Brüste untersucht. So entstehen insgesamt vier Bilder, zwei pro Seite. Diese werden benötigt, um mögliche Auffälligkeiten erkennen zu können. Wie jede Röntgenuntersuchung ist auch die Mammographie mit einer Strahlenbelastung für den Körper verbunden. Dabei ist es hilfreich zu wissen, dass die Strahlenbelastung heute sehr viel geringer ausfällt als früher. Zudem überwiegt der Vorteil, da die Mammographie wirklich sehr aussagekräftig ist. Dennoch sollte vor jeder Röntgenuntersuchung stets eine Risiko-Nutzen-Abwägung stattfinden – im Rahmen des Früherkennungsprogramms fällt diese eindeutig zugunsten der Mammographie aus.

Bei Frauen unter 40 Jahren stellt die Mammographie nicht die Methode der ersten Wahl dar, da das Brustgewebe in jüngeren Jahren oft dichter ist und die Aufnahmen dadurch schwerer zu beurteilen sind. Weil die Mammographie bei sehr jungen Frauen also weniger aussagekräftig ist, wird oft zunächst ein Ultraschall empfohlen.

Bei dichtem Brustgewebe: Tomosynthese

Ist das Brustgewebe sehr dicht oder unregelmäßig, ist die Aussagekraft der Mammographie eingeschränkt. Kleine Veränderungen lassen sich dann schlechter erkennen. In solchen Fällen

wird manchmal ein anderes Verfahren angewendet: die Tomosynthese, auch 3D-Mammographie genannt. Dabei wird die Brust ebenfalls mit Röntgenstrahlen untersucht.
Im Unterschied zur herkömmlichen Mammographie werden bei der Tomosynthese mehr Aufnahmen gemacht. Das Röntgengerät bewegt sich je nach System in einem Winkel zwischen 5 und 50 Grad über die Brust und erstellt zwischen 10 und 25 Einzelbilder aus unterschiedlichen Perspektiven. Studien zeigen, dass durch die Tomosynthese mehr Brustkrebsfälle in einem frühen Stadium erkannt werden. Der Nachteil ist, dass die Aufnahmen winzige Kalkablagerungen (Mikrokalk) weniger gut darstellen. Wichtig zu wissen: Die Tomosynthese ist zwar eine anerkannte Untersuchungsmethode, wird jedoch von den gesetzlichen Krankenkassen noch nicht routinemäßig übernommen. Sie zählt zu den sogenannten individuellen Gesundheitsleistungen (IGeL), weshalb Patientinnen die Kosten in der Regel selbst tragen müssen.

Ultraschall

Auch die Ultraschalluntersuchung der Brust (Mammasonographie) gilt als Standardmethode. Sie wird nicht zur Früherkennung eingesetzt – außer bei Frauen mit einem sehr hohen genetischen Brustkrebsrisiko. Meist dient sie ergänzend zur Mammographie und zur Abklärung von Symptomen, zum Beispiel bei einem Knoten.
Bei jungen Frauen ist der Ultraschall die Methode der ersten Wahl, da die Mammographie in dieser Altersgruppe weniger aussagekräftig ist. Auch bei auffälligen Befunden in der Mammographie wird der Ultraschall angewendet. Mit der Methode lässt sich gut erkennen, ob es sich um einen bösartigen Tumor oder eine gutartige Veränderung wie eine Zyste handelt.
Eine Ultraschalluntersuchung ist in der Regel schmerzfrei. Ihre Ärztin oder Ihr Arzt fährt mit der Ultraschallsonde über die Brust und die Achselhöhle. Über Schallwellen wird ein Bild erzeugt, das man am Monitor direkt sehen kann. Ultraschall ist auch hilfreich, um den genauen Ort des Tumors festzustellen. Ein weiterer Vorteil: Beim Ultraschall wird die Brust untersucht, ohne dass eine Strahlenbelastung entsteht.
Ein Nachteil besteht darin, dass Kalkablagerungen in der Regel nicht so gut erkennbar sind wie in der Mammographie. Bei einem auffälligen Befund, wie einem Knoten in der Brust, braucht es daher in der Regel beide Untersuchungen: Mammographie und Ultraschall.

Biopsie

Wenn bei der Mammographie oder im Ultraschall Auffälligkeiten festgestellt werden, die auf einen bösartigen Tumor hindeuten, wird in der Regel als nächster Schritt eine minimal-invasive Biopsie empfohlen – also eine Gewebeentnahme über einen kleinen Hautschnitt. Dies ist notwendig, weil Ultraschall- und Röntgenuntersuchungen zwar auffällige Strukturen in der Brust zeigen, aber keinerlei Auskunft über Veränderungen in den Zellen geben. Diese lassen sich nur durch eine mikroskopische Untersuchung nachweisen – und dafür braucht es eine Gewebeprobe.

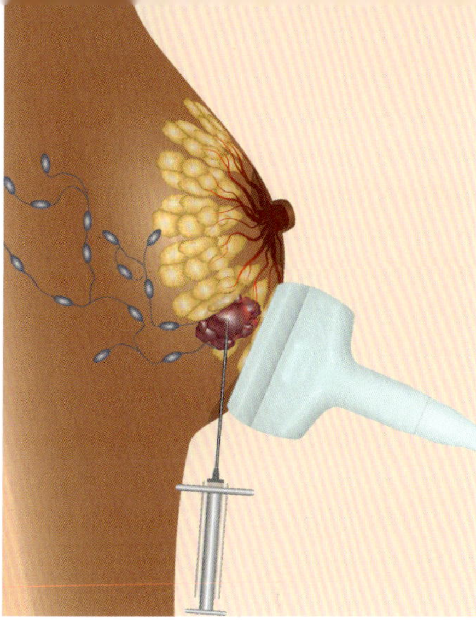

Es gibt zwei Verfahren, um Gewebe aus der Brust zu entnehmen.

Stanzbiopsie: Bei den meisten Frauen mit Brustkrebs wird die Diagnose mithilfe der Stanzbiopsie gestellt. Diese Methode wird angewendet, um Knoten zu untersuchen, die in der Regel im Ultraschall gut sichtbar sind. Die Ärztin oder der Arzt führt dabei eine etwa zwei Millimeter dünne Hohlnadel in das auffällige Gewebe in der Brust ein. Dies findet meist unter Ultraschallkontrolle statt, um gezielt die richtige Stelle in der Brust zu treffen. Über die Hohlnadel wird dann blitzschnell eine kleine Probe aus dem Gewebe entnommen. Dabei macht das Gerät ein kurzes, lautes Geräusch – erschrecken Sie also nicht, das ist ganz normal. Auf diese Weise können drei bis fünf Proben aus verschiedenen Stellen des auffälligen Gewebes entnommen werden. Es genügt jedoch ein einziger Einstich.

Die betroffene Hautstelle kann in den folgenden Tagen ein wenig druckempfindlich sein. Auch kann sich ein Bluterguss bilden. In der Regel bildet sich beides rasch zurück.

Vakuumbiopsie: Falls man bei Ihnen eine etwas größere Gewebeprobe entnehmen muss –beispielsweise bei Mikroverkalkungen –, wird eine Vakuumbiopsie durchgeführt. Diese Methode wird auch genutzt, wenn die Veränderungen im Ultraschall nicht so gut sichtbar sind. Die Vakuumbiopsie erfolgt in der Regel unter Röntgenkontrolle (Mammographie). Die Ärztin oder der Arzt führt eine Biopsienadel von drei bis vier Millimetern Größe in die betroffene Stelle ein. Mithilfe einer Vakuumpumpe wird das Gewebe angesaugt und entnommen. In der Regel werden mehrere Proben entnommen, um sicherzustellen, dass eine zuverlässige Diagnose gestellt werden kann.

In den Tagen nach der Entnahme ist die Hautstelle etwas empfindsamer. Es können Blutergüsse oder Nachblutungen auftreten. Da bei der Vakuumbiopsie eine etwas größere Hautstelle betroffen ist, bleibt manchmal eine kleine Narbe zurück.
Sowohl die Stanzbiopsie als auch die Vakuumbiopsie gelten als schonende Verfahren. Der Eingriff wird unter örtlicher Betäubung durchgeführt und erfolgt ambulant in einer Praxis oder im Brustzentrum.

Was die Gewebeprobe aussagt
Im Labor wird die Gewebeprobe dann unter dem Mikroskop sehr genau betrachtet und beurteilt. Zusätzlich kommen biochemische und molekularbiologische Verfahren zur weiteren Analyse zum Einsatz. Bereits bei der mikroskopischen Untersuchung kann die Pathologin oder der Pathologe erkennen, ob es sich um gesunde Körperzellen oder um Krebszellen handelt.
Darüber hinaus gibt die Gewebeprobe Aufschluss darüber, aus welcher Art von Brustgewebe die Krebszellen stammen, wie schnell sie sich teilen und wie stark sie sich vom gesunden Gewebe unterscheiden. Fachleute sprechen hierbei vom Differenzierungsgrad oder Grading. Die Zellen werden in verschiedene Stufen eingeteilt: Je höher der Grad, desto stärker sind die Zellen verändert und desto schneller wachsen sie.

Des Weiteren können anhand der Gewebeprobe noch weitere Merkmale der Zellen bestimmt werden, die zeigen, wie sich der Tumor verhält und wächst (mehr dazu ab Seite 43 ff.).
Bereits anhand der Biopsie lassen sich viele Merkmale des Tumors bestimmen, z. B. ob es sich um einen invasiven Brustkrebs handelt. Bei den meisten Patientinnen kann die Therapie so bereits zu großen Teilen geplant werden.

Magnetresonanz-Mammographie
Bei einigen Patientinnen wird ergänzend eine Magnetresonanz-Mammographie durchgeführt. Dieses Verfahren wird auch Kernspinuntersuchung der Brust, Mamma-MRT oder kurz „MRM" genannt. Dafür bekommen Sie zunächst ein Kontrastmittel gespritzt und liegen dann etwa 20 Minuten lang auf dem Bauch in einer Röhre. Das Gerät macht dabei ziemlich laute Geräusche. Währenddessen werden mithilfe magnetischer Wellen mehrere Schnittbilder der Brust erzeugt. Diese Untersuchung kommt ohne Strahlenbelastung aus.
Die Untersuchung ist sehr sinnvoll bei Patientinnen mit einem hohen Risiko, etwa weil sie eine BRCA-Mutation tragen. Auch bei unklarem Befund, wenn Mammographie und Ultraschall keine eindeutigen Ergebnisse liefern, kann die Magnetresonanztomographie von Nutzen sein.

Anders als bei der Mammographie ist das Mamma-MRT nicht durch die Brustdichte eingeschränkt, da die Brust in Schnittbildern dargestellt wird und sich bösartige Veränderungen besser erkennen lassen. Manchmal wird die Untersuchung auch ergänzend eingesetzt, um auffällige Befunde in der Nachsorge oder Implantate zu begutachten.
Bei Frauen mit Herzschrittmacher ist die Untersuchung nicht immer möglich. Durch die starken Magnetfelder des MRT-Geräts kann es zur Erwärmung und Fehlfunktion des Schrittmachers kommen. Ob die Untersuchung stattfinden kann, hängt vom genauen Typ des Schrittmachers ab.
Gut zu wissen für Frauen vor der Menopause: Im Verlauf des Zyklus verändert sich das Brustdrüsengewebe durch hormonelle Schwankungen. Dies kann dazu führen, dass zu viel Kontrastmittel aufgenommen wird und die Untersuchung nicht so aussagekräftig ist. Idealerweise sollte das MRT daher in der zweiten Zykluswoche durchgeführt werden.
Falls Sie zu Platzangst neigen, sprechen Sie dies an. Sie können ein niedrig dosiertes Beruhigungsmittel erhalten. Gerne dürfen Sie auch eine vertraute Person mitbringen, die Ihnen vor der Untersuchung zur Seite steht. Vielen Patientinnen hilft es auch, während der Untersuchung Musik zu hören oder einem Podcast zu lauschen, um sich besser zu entspannen.

Computertomographie

Eine weitere Untersuchungsmethode ist die Computertomographie (CT). Dabei entstehen mithilfe von Röntgenstrahlen Schichtaufnahmen des Körpers. Zusätzlich erhalten Sie über einen venösen Zugang ein Kontrastmittel, damit bestimmte Strukturen auf den Bildern besser sichtbar werden.
Die CT wird nicht zur Untersuchung der Brust eingesetzt, sondern zum sogenannten Staging (Ausschluss von Metastasen). Dabei werden der Brustkorb, der Bauch und das Becken untersucht. So lässt sich erkennen, ob sich in der Lunge oder Leber Metastasen gebildet haben. Auch vergrößerte Lymphknoten, zum Beispiel im Brustkorb, werden gut sichtbar.
Die Untersuchung ist nicht schmerzhaft, allerdings tritt eine Strahlenbelastung auf. Eine CT gehört nicht zu den Standarduntersuchungen für jede Patientin. Sie wird empfohlen, wenn ein erhöhtes Risiko für Metastasen vorliegt oder wenn die Patientin Beschwerden hat, die auf Metastasen hindeuten könnten.
Bei einem Computertomographen handelt es sich – im Gegensatz zum Magnetresonanztomographen – nicht um eine Röhre, sondern eher um einen Ring. Für Menschen mit Platzangst ist diese Untersuchung daher mit weniger Belastung verbunden. Sie können jedoch ein niedrig dosiertes Beruhigungsmittel

erhalten. Auch Entspannungstechniken oder das Hören von Musik können helfen, Ängste zu lindern.

Knochenszintigraphie

Bei bestimmten Patientinnen wird zur weiteren Abklärung eine Knochenszintigraphie, auch Skelettszintigraphie genannt, empfohlen. Dies ist eine nuklearmedizinische Untersuchung, mit der herausgefunden werden kann, ob sich Metastasen in den Knochen gebildet haben. Wird eine CT-Untersuchung zum Staging empfohlen, findet in der Regel auch eine Knochenszintigraphie statt, meist aber nicht am selben Tag.
Für die Untersuchung wird ein schwach radioaktives Kontrastmittel gespritzt, das sich im Körper verteilt. Nach einigen Stunden werden dann Bildaufnahmen gemacht, auf denen das Kontrastmittel aufleuchtet. Es lagert sich besonders an Stellen im Knochen an, wo der Stoffwechsel erhöht ist – dies kann auf Krebszellen hindeuten.
Ergibt die Knochenszintigraphie einen Verdacht auf Knochenbefall, so wird Ihre Ärztin oder Ihr Arzt weitere Untersuchungen empfehlen.

Genetische Testung

Die genetische Testung gehört nicht zur Standarduntersuchung. Liegen jedoch bestimmte Konstellationen in der Familie vor, raten Fachleute zu einer umfassenden Beratung. In diesem Rahmen kann dann auch ein Test auf Genveränderungen durchgeführt werden.
Wenn eine gesunde Person zur Beratung kommt – die als Ratsuchende und nicht als Patientin bezeichnet wird –, wird meistens erst einmal versucht, eine erkrankte Person aus der Familie (Indexperson) zu testen. So lässt sich feststellen, ob überhaupt eine Mutation in der Familie vorliegt.
Die Beratungen finden manchmal gemeinsam mit ärztlichen Fachpersonen für Genetik sowie für Gynäkologie statt. Der Grund: In diesen Gesprächen geht es auch darum, Sie über die möglichen Folgen einer genetischen Testung aufzuklären. Selbstverständlich können Sie auch von Ihrem Recht auf Nicht-Wissen Gebrauch machen.
Falls Sie sich für eine genetische Testung entscheiden und diese ergibt, dass ein verändertes Gen vorhanden ist, können Sie ein Intensiviertes Früherkennungs- und Nachsorgeprogramm im Zentrum für Familiären Brust- und Eierstockkrebs in Anspruch nehmen. Zudem kann auch eine Operation infrage kommen, um das Risiko zu minimieren, an Brust- oder Eierstockkrebs zu erkranken. Dabei werden das Brustdrüsengewebe und/oder die Eierstöcke und Eileiter entfernt. Vor einer solchen Entscheidung findet immer eine umfassende Beratung statt, die oft aus mehreren Gesprächen besteht und natürlich auch eine Bedenkzeit einschließt.

Was der Befund aussagt

Nach Abschluss der Untersuchungen wird ein medizinischer Befund erstellt. Dieser ist umfassend und enthält viele Informationen über den Brustkrebs. Doch was genau sagt der Befund aus und was bedeuten die Ergebnisse für die Therapieplanung?

Der medizinische Befundbericht fasst alle Untersuchungsergebnisse schriftlich zusammen. Für Ihr Behandlungsteam ist es wichtig, möglichst viel über den Tumor zu wissen.
In der Medizin verwenden wir das sogenannte TNM-System, um einen Krebstumor zu beschreiben und die Brustkrebserkrankung in ein bestimmtes Stadium einzuteilen. Dies ist entscheidend für die Wahl der passenden Therapie.
Das TNM-System benutzt Buchstaben, um auszusagen, ob ein Tumor vorhanden ist, ob Lymphknoten befallen sind und ob sich Metastasen gebildet haben. Zusätzlich werden Zahlen verwendet, um die Größe und Ausbreitung zu beschreiben. Weitere Buchstaben geben noch detailliertere Informationen über den Tumor. Im Einzelnen bedeutet das:

T beschreibt die Größe und Ausbreitung des Tumors in der Brust.

- T0: kein Tumor
- Tis: nicht-invasiver Brustkrebs, „in situ" (zum Beispiel DCIS)
- T1: kleiner Tumor bis 2 Zentimeter Größe
  - T1mi: mikroinvasiv (maximal 1 mm)
  - T1a: zwischen > 1 und 5 mm
  - T1b: zwischen > 5 mm und 1 cm
  - T1c: zwischen > 1 und 2 cm
- T2: der Tumor ist zwischen > 2 und 5 cm groß
- T3: der Tumor ist größer als 5 cm
- T4: ausgedehnter Tumor
  - T4a: wächst in die Brustwand ein
  - T4b: wächst in die Haut ein
  - T4c: T4a und T4b treten gemeinsam auf
  - T4d: entzündlicher (inflammatorischer) Brustkrebs

N beschreibt, ob und wie viele Lymphknoten (engl. „Nodes") befallen sind.

- N0: keine tumorbefallenen Lymphknoten
- N0 (i+): einzelne („isolierte") Tumorzellen in den Lymphknoten (maximal 0,2 mm)
- N1mi: Mikrometastasen in den Lymphknoten (maximal 2 mm)

- N1: ein bis drei Lymphknoten in den Achselhöhlen sind tumorbefallen; beim Abtasten sind sie beweglich
- N2: vier bis neun Lymphknoten sind tumorbefallen
  - N2a: die Lymphknoten in den Achseln sind mit dem benachbarten Gewebe verwachsen
  - N2b: die Lymphknoten entlang der inneren Brustarterie sind befallen
- N3: mehr als zehn Lymphknoten sind tumorbefallen
  - N3a: die Lymphknoten unterhalb des Schlüsselbeins und die Achsellymphknoten sind betroffen
  - N3b: die Lymphknoten an der inneren Brustarterie und in der Achselhöhle sind betroffen
  - N3c: Lymphknoten oberhalb des Schlüsselbeins sind befallen

M beschreibt, ob sich Metastasen gebildet haben.

- M0: keine Metastasen nachweisbar
- M1: Metastasen sind nachweisbar. Manchmal wird das betroffene Organ in Klammern angegeben, zum Beispiel:
  - PUL: Lunge
  - HEP: Leber
  - OSS: Knochen
  - BRA: Gehirn

Zusätzlich gibt es weitere Abkürzungen, die angeben, wann und wie der Tumor untersucht und eingeteilt wurde. Diese Zusatzbezeichnungen bei Brustkrebs können sein:

- p: pathologisch. Der Tumor wurde entfernt und im Labor untersucht und vermessen. Das „p" steht vor dem Stadium, zum Beispiel „pT1 pN0".
- c: klinisch. Die Ergebnisse beruhen auf klinischen (körperlichen oder bildgebenden) Untersuchungen, zum Beispiel „cT1 cN0".
- y: nach vorbereitender Therapie. Zeigt an, dass vor der Tumoroperation eine neoadjuvante Chemo- oder Strahlentherapie stattgefunden hat. Das „y" steht daher an erster Stelle. Ein Beispiel dafür ist: „ypT1 ypN0".
- r: Rezidiv (Rückfall). Nach einer tumorfreien Zeit ist der Brustkrebs zurückgekehrt, beispielsweise „rpT1".

In welchem Stadium befindet sich der Brustkrebs?

Zusätzlich zum TNM-System gibt es eine weitere Einteilung, um das Gesamtstadium des Brustkrebses zu beschreiben. Diese wird jedoch heutzutage nur noch selten angegeben, da andere Merkmale der Tumorerkrankung wichtiger für die Behandlungsplanung und die Prognose sind. Diese Gesamteinteilung fasst die TNM-Klassifikation in vier Stadien zusammen:

- Stadium 0: Es liegt ein nicht-invasiver Brustkrebs (DCIS) vor. Die Lymphknoten sind nicht befallen, es gibt keine Metastasen.

- Stadium 1:
  - Im **Stadium 1A** liegt ein Tumor vor, der maximal 2 cm groß ist.
  - Im **Stadium 1B** gibt es keinen Tumor oder es gibt einen Tumor, der kleiner ist als 2 cm, und in den Lymphknoten befinden sich Mikrometastasen.
- Stadium 2:
  - Im **Stadium 2A** ist der Tumor nicht auffindbar oder kleiner als 2 cm und hat die umliegenden Achsellymphknoten befallen. Oder er ist zwischen 2 und 5 cm groß und hat keine Lymphknoten befallen.
  - Im **Stadium 2B** ist der Tumor 2 bis 5 cm groß und hat die Lymphknoten befallen. Oder er ist größer als 5 cm und hat die Lymphknoten nicht befallen. Keine Metastasen.
- Stadium 3:
  - Im **Stadium 3A** ist der Tumor kleiner als 5 cm und hat die Lymphknoten stärker befallen. Oder er ist größer als 5 cm und hat die Lymphknoten nicht stark befallen. Es gibt keine Metastasen.
  - Im **Stadium 3B** ist der Tumor in die Brustwand und/oder Brusthaut eingewachsen und hat umliegende Lymphknoten befallen. Es gibt keine Metastasen.
  - Im **Stadium 3C** hat der Brustkrebs unabhängig von seiner Größe viele Lymphknoten befallen. Es gibt keine Metastasen.
- Stadium 4: Es gibt Metastasen. Unabhängig von der Größe des Tumors wird bei Metastasen immer in Stadium 4 eingeteilt.

Grading: Einstufung des Tumors

Zusätzlich zur Größe und Ausbreitung des Tumors wird bei den Untersuchungen auch beurteilt, wie stark sich die Tumorzellen von gesunden Zellen unterscheiden – das heißt, wie stark sie entartet sind.
Diese Einschätzung wird im sogenannten Grading oder Differenzierungsgrad wiedergegeben. Bei Brustkrebs wird das Grading nach der Nottingham-Klassifikation in drei Stufen angegeben:
G1: gut differenziert. Die Zellen ähneln gesunden Zellen.
G2: mäßig differenziert. Die Tumorzellen unterscheiden sich deutlich von gesunden Zellen, mit geringem oder mäßigem Wachstum.
G3: schlecht differenziert. Die Krebszellen unterscheiden sich sehr vom gesunden Gewebe und wachsen schnell.

Die Tumoreigenschaften

Zusätzlich werden die Krebszellen auf bestimmte Eigenschaften untersucht. Dazu zählen unter anderem die sogenannten Rezeptoren (Bindestellen). Ich vergleiche sie gern mit „den Ohren einer Zelle“: Über sie kann die Krebszelle bestimmte Signale aus der Umgebung „hören“, die ihr Wachstum anregen. Wir können die Rezeptoren aber auch nutzen, um dieses Wachstum mit Medikamenten zu unterbinden: Dann werden die „Ohren" sozusagen zugedeckt. Je nachdem, welche Merkmale der Tumor aufweist, kann eine passgenaue Therapie empfohlen werden (siehe Kapitel „Zielgerichtete Therapie", ab Seite 86). Folgende Eigenschaften werden überprüft:

Hormonrezeptoren: Die Geschlechtshormone Östrogen und Progesteron können das Wachstum des Brustkrebstumors beeinflussen. Falls die Biopsie Östrogen- und/oder Progesteronrezeptoren nachweist, kommt eine endokrine Therapie infrage (siehe Seite 83 ff.).

Der Anteil der Östrogen- und Progesteronrezeptoren wird in Prozent angegeben. Liegt der Anteil der ER-/PR-positiven Zellen zwischen 1 und 10 Prozent, gelten diese als fraglich hormonsensibel und werden auch als „ER-/PR-low" (engl. „low" = „niedrig") bezeichnet. Übersteigt der Anteil der positiven Tumorzellen 10 Prozent, wird der Brustkrebs als hormonsensibel eingestuft. Alternativ kann der Hormonstatus auch mit dem IRS-Score (Immune Reaction Score) mit Werten zwischen 0 und 12 beschrieben werden. Ab einem Wert von 2 gilt der Tumor als Hormonrezeptor-positiv. Lassen sich keine Hormonrezeptoren nachweisen – also „ER-negativ" und „PR-negativ" –, ist eine endokrine Therapie nicht zu empfehlen.

HER2-Status: Er gibt an, ob der HER2-Rezeptor (Humaner Epidermaler Wachstumsfaktor-Rezeptor Typ 2) im Tumorgewebe in größeren Mengen vorkommt. Dieses Eiweiß (Protein) fördert das Wachstum von Krebszellen. Das Ergebnis der HER2-Untersuchung wird mit Werten zwischen 0 und 3+ angegeben. Ergibt der Test einen Befund von 2+, wird zusätzlich das HER2-Gen betrachtet. Diese Untersuchung wird auch Amplifikationstestung genannt und als „FISH", „CISH" oder „SISH" abgekürzt. Wenn die Krebszellen viele HER2-Rezeptoren aufweisen – der Status ist dann „HER2-positiv" –, wächst der Tumor in der Regel aggressiver.

Früher wurde nur zwischen HER2-positiv und HER2-negativ unterschieden. Heutzutage werden weitere Begriffe wie „HER2-low" verwendet.

HER2-Rezeptoren auf Brustzellen

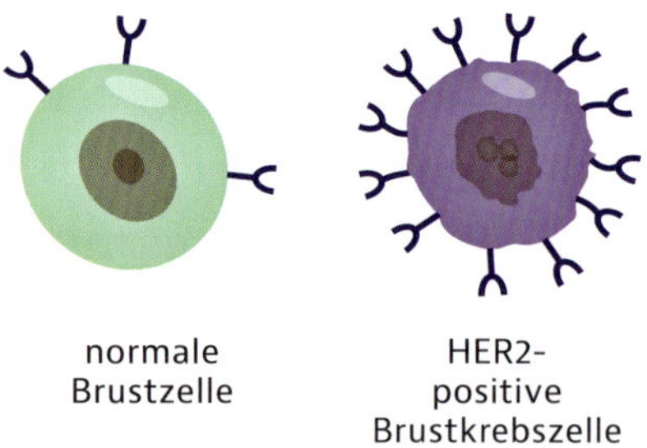

- 0: HER2-negativ
- 1+ oder 2+ und keine Genamplifikation: HER2-negativ (alte Bezeichnung) oder HER2-low (neue Bezeichnung)
- 2+ mit Genamplifikation: HER2-positiv
- 3+: HER2-positiv

Neu wird der Begriff „HER2-ultralow" („ultraniedrig") verwendet, wenn der Status als 0 angegeben wird, aber einzelne Tumorzellen HER2 schwach positiv sind.

Ist der Tumor Hormonrezeptor-negativ und HER2-negativ (oder „HER2-low"), wird er oft als dreifach negativ oder triple-negativ bezeichnet.

Ki-67: Dieser Marker wird in Prozent angegeben und beschreibt den Anteil der Zellen, die sich in der Wachstumsphase befinden. Ein hoher Ki-67-Wert steht für eine hohe Zellteilungsrate. Der Tumor wächst also schneller und aggressiver. Dieser Wert wird unter anderem als Entscheidungsgrundlage für oder gegen eine Chemotherapie genutzt.

Genexpressionstest

Ein Genexpressionstest kommt infrage, wenn ein invasiver Brustkrebs vorliegt, der Hormonrezeptor-positiv und HER2-negativ ist. Dabei wird analysiert, wie aktiv bestimmte Gene in den Krebszellen sind. Das Ergebnis zeigt, wie hoch das Risiko ist, dass der Krebs später wiederkehrt, und hilft so abzuschätzen, ob eine Chemotherapie für die Patientin sinnvoll ist oder nicht. Das heißt: Bei einem hohen Risiko wird Ihnen vermutlich eine Chemotherapie empfohlen. Beispiele für Genexpressionstests sind Oncotype DX, EndoPredict, MammaPrint und Prosigna.

Wichtige Fragen nach der Diagnose

Falls Sie unsicher sind oder mit dem Befund nicht gut allein klarkommen, scheuen Sie sich nicht nachzufragen. Diese Fragen können Sie Ihrer Ärztin oder Ihrem Arzt stellen, um den Befund und den Arztbrief besser zu verstehen:

- Welchen Tumor habe ich?
- Wo genau befindet sich der Tumor?
- Wie groß ist der Tumor?
- Sind Lymphknoten befallen?
- Haben sich Metastasen gebildet?
- Wie zuverlässig ist das Ergebnis?

Den Arztbrief verstehen

Viele Patientinnen berichten mir, dass sie versuchen, ihren Arztbrief oder das Protokoll der Tumorkonferenz zu lesen, und nichts verstehen. Zugegeben, die medizinischen Fachbegriffe und Abkürzungen sind auf Anhieb nicht leicht verständlich. In diesem Kapitel haben Sie gelernt, was sie bedeuten. Nun wollen wir dieses neu erworbene Wissen anhand zweier Beispiele anwenden, damit es noch klarer wird:

Beispiel 1:
Mammakarzinom links bei 2 Uhr, invasiv-lobulär
pT1c pN0 (0/2, sn) cM0 G1 L0 V0 R0
ER 100 % PR 80 % HER2 0 (negativ)
Ki-67 3 %
Damit ist gemeint:
„Mammakarzinom" bedeutet Brustkrebs.
„Links bei 2 Uhr" bedeutet, dass sich der Tumor in der linken Brust befindet, genauer gesagt an der Stelle „2 Uhr" (die Brust kann man sich wie das Zifferblatt einer Uhr vorstellen).
„Invasiv-lobulär" ist der Subtyp. Das bedeutet, dass der Brustkrebs in den Drüsenläppchen (Lobuli) beginnt und in das umliegende Gewebe eindringt.
„pT1c" gibt die Tumorgröße mit mehr als 10 und max. 20 Millimetern an. Das „p" steht für „pathologisch gemessen", die Patientin ist also operiert worden.
„pN0 (0/2, sn)" bedeutet, dass zwei Lymphknoten entfernt wurden, von denen keiner befallen war – daher die Bezeichnung „N0". Das Kürzel „sn" steht für Sentinel-Node (Wächterlymphknoten).
„M0" gibt an, dass keine Metastasen im Körper gefunden wurden.
„G1" steht für „gut differenziert", was auf eine geringere Aggressivität hinweist.
Bei „L0" liegt kein Tumoreinbruch in die Lymphgefäße vor.
Bei „V0" liegt kein Tumoreinbruch in die Blutgefäße vor.
„R0" bedeutet, dass der Tumor "im Gesunden" entfernt wurde, sodass keine weitere Operation erforderlich ist.
„ER 100 %" bedeutet Östrogenrezeptor zu 100 Prozent positiv (an allen Tumorzellen vorhanden). „PR 80 %" bedeutet Progesteronrezeptor zu 80 Prozent positiv. Der HER2-Status ist negativ. Mit einem Ki-67-Wert von unter zehn Prozent gilt der Tumor als langsam wachsend.

Beispiel 2:

Mammakarzinom rechts bei 6 Uhr, NST
cT2 cN1 cM0 G3
ER 0 % PR 0 % HER2 0 (negativ)
Ki-67 70 %
ypT0 ypN0

Damit ist gemeint:

„Mammakarzinom" bedeutet Brustkrebs.

„Rechts bei 6 Uhr" bedeutet, dass sich der Tumor in der rechten Brust befindet, genauer gesagt an der Stelle „6 Uhr".

„NST" steht für „No Special Type": Der Tumor weist keine spezifischen Merkmale auf. NST stellt den häufigsten Subtyp dar und wurde früher als invasiv duktales Karzinom bezeichnet. Dieser Begriff wird auch heute noch in einigen Arztbriefen verwendet.

„cT2" steht für einen Tumor, der zwischen 2 und 5 Zentimeter groß ist. Die Messung erfolgte klinisch („c"), das heißt, entweder durch Tasten oder mithilfe der Bildgebung wie Ultraschall oder Mammographie.

„cN1" bedeutet, dass ein bis drei Lymphknoten verdächtig auf eine Tumorbeteiligung sind.

„cM0" gibt an, dass keine Metastasen im Körper gefunden wurden.

„G3" bedeutet, dass der Tumor schlecht differenziert ist und aggressiv wächst.

„ER 0 %" bedeutet Östrogenrezeptor negativ. „PR 0 %" bedeutet Progesteronrezeptor negativ. Das heißt, die Hormone Östrogen und Progesteron spielen für das Wachstum des Tumors keine Rolle. Der HER2-Status ist ebenfalls negativ – dies wird auch als dreifach negativ oder triple-negativ bezeichnet. Mit einem Ki-67-Wert von 70 Prozent gilt der Tumor als schnell wachsend.

„ypT0" und „ypN0" beschreiben das Stadium nach einer neoadjuvanten Chemotherapie: Der Tumor ist komplett verschwunden und es sind keine Lymphknotenmetastasen mehr nachweisbar. Dieser Zustand wird auch als pathologi sche Komplettremission (pCR) bezeichnet.

Brustkrebs und Kinderwunsch

Um die Fruchtbarkeit trotz Brustkrebsbehandlung zu erhalten, gibt es verschiedene Möglichkeiten. Es ist gut, sich frühzeitig damit zu beschäftigen.

Chemotherapie kann die Fruchtbarkeit beeinflussen

Die gute Nachricht lautet: In den meisten Fällen ist es möglich, nach der Behandlung schwanger zu werden. Allerdings kann die Brustkrebstherapie die Fruchtbarkeit beeinträchtigen – besonders die Chemotherapie. Denn dabei werden Medikamente eingesetzt, die vor allem Zellen angreifen, die sich schnell teilen. Dazu zählen auch die Eizellen in den Eierstöcken. Da jede Frau mit einer begrenzten Anzahl von Eizellen geboren wird, kann es passieren, dass danach keine oder nur noch sehr wenige Eizellen vorhanden sind. In diesem Fall ist eine Schwangerschaft auf natürlichem Wege nicht mehr möglich. Für Frauen mit Kinderwunsch und junge Patientinnen ist es daher wichtig, sich vor Beginn der Therapie über die sogenannte Fertilitätsprotektion beraten zu lassen, auch bekannt als „Fertiprotektion". Darunter fallen verschiedene Maßnahmen, die darauf abzielen, die Fruchtbarkeit zu erhalten. Dieses Thema sollte frühzeitig angesprochen werden, am besten schon im ersten Gespräch nach der Diagnose. An zertifizierten Brustzentren ist es Pflicht, die Patientinnen über die Fertilitätsprotektion zu informieren. Dies bedeutet nicht, auf notwendige Therapien wie eine Chemotherapie zu verzichten. Es geht darum, die bestmögliche Lösung für die Patientin zu finden, damit sie auch weiterhin die Möglichkeit hat, eines Tages Mutter zu werden.

Die Eizellen schützen

Die erste Möglichkeit der Fertilitätsprotektion besteht darin, Eizellen vor der Chemotherapie zu entnehmen und einzufrieren. Vor der Entnahme erhält die Frau zwei bis drei Wochen lang Hormone. Diese stimulieren die Eierstöcke, sodass nicht nur eine, sondern gleich mehrere Eizellen heranreifen. Die Eizellen werden dann mit einer dünnen Punktionsnadel entnommen und entweder direkt eingefroren oder vorher

befruchtet und danach eingefroren.
Falls nach der Brustkrebstherapie der Zyklus ausbleibt, können die Eizellen übertragen werden. Der Ablauf dieser Behandlung ist ähnlich wie bei Paaren, die aufgrund eines unerfüllten Kinderwunsches eine künstliche Befruchtung (IVF-Therapie) durchführen lassen. Viele meiner jungen Patientinnen entscheiden sich für diese Maßnahme.
Die zweite Möglichkeit sieht so aus, dass ein Teil des Eierstocks entnommen wird. Dafür braucht es eine kleine laparoskopische Operation (Bauchspiegelung). Manchmal lässt sich dieser Eingriff mit dem Einlegen des Ports für die Chemotherapie verbinden. Das Eierstockgewebe wird nach der Entnahme eingefroren und kann nach Ende der Brustkrebsbehandlung wieder in den Körper eingesetzt werden, falls die Eierstöcke nicht mehr gut funktionieren.
Die dritte Möglichkeit ist, die Eierstöcke vorübergehend ruhigzustellen. Dies geschieht durch bestimmte Medikamente, sogenannte GnRH-Agonisten, die die Ärztin oder der Arzt einmal im Monat oder alle drei Monate per Injektion gibt. Dies versetzt die Patientin vorübergehend in die Wechseljahre. Nach Abschluss der Krebsbehandlung wird die Medikamentengabe beendet und die Eierstöcke können ihre Funktion wieder aufnehmen.
Die passende Vorgehensweise hängt von verschiedenen Faktoren ab:

- Zeit bis zum Therapiebeginn: Für eine Stimulation und Entnahme der Eizellen braucht es zwei bis drei Wochen. Wenn die Chemotherapie schnell starten soll, kommt diese Methode nicht infrage. Dann eignet sich die Entnahme von Eierstockgewebe oder die Gabe von Medikamenten.
- Alter und Eizellreserve: Bei einer älteren Frau sind deutlich weniger Eizellen vorhanden als bei einer jüngeren Frau. Bei Frauen ab 38 – 40 wird aus diesem Grund in der Regel keine Entnahme des Eierstockgewebes empfohlen, sondern eher eine Stimulation und Entnahme der Eizellen.

Wichtig ist, dass Frauen frühzeitig an dieses Thema denken und auch mit ihrer Ärztin oder ihrem Arzt darüber sprechen, wenn Sie einen (weiteren) Kinderwunsch haben. In vielen Fällen übernimmt die Krankenkasse die Kosten für die Fertilitätsprotektion: Sie zahlt bei Brustkrebsdiagnose und anstehender Chemotherapie die medikamentöse Vorbereitung, die Entnahme, Behandlung, Lagerung und den Transport der Eizellen sowie von Eierstockgewebe. Dabei ist zu beachten, dass eine Altersgrenze von 40 Jahren gilt. Die Ruhigstellung der Eierstöcke durch GnRH-Agonisten wird hingegen nicht immer von der Krankenkasse erstattet.
Mehr Informationen hierzu finden Sie unter www.fertiprotekt.com sowie unter www.fertionco.ch.

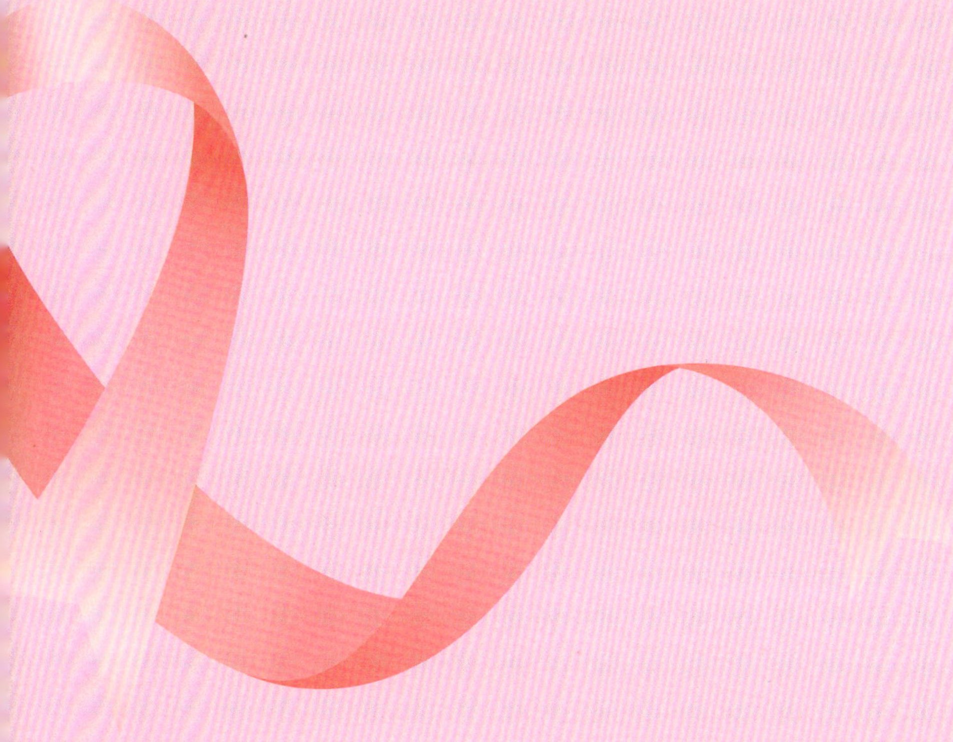

Die Brustkrebs-therapie

Die Behandlung von Brustkrebs folgt heute einem individuellen Ansatz – es gibt nicht die eine Therapie, sondern verschiedene Möglichkeiten. Häufig steht die Behandlung auf mehreren Säulen: Sie stützt sich auf zwei oder mehr Behandlungsmethoden, die im Verlauf immer wieder angepasst werden können.

Die Brustkrebsbehandlung gut vorbereiten

Jede Brustkrebserkrankung ist so individuell wie die Frau, die sie betrifft. Deshalb folgt auf die Diagnose ein Planungsprozess, in dem die Therapie ausgearbeitet wird, die am besten zu Ihnen passt. Meist setzt sich diese aus verschiedenen Behandlungen zusammen, die wie Puzzleteile ineinandergreifen.

Wir wissen heute, dass Brustkrebs eine systemische Erkrankung ist, die sich auf den gesamten Körper bezieht. Deshalb braucht es neben der lokalen Therapie – wie einer Operation der Brust – auch eine systemische Therapie, etwa mit Medikamenten, die im gesamten Körper wirken.

Neue Erkenntnisse zeigen, dass bereits ein sehr kleiner invasiver Brustkrebs einzelne Tumorzellen ins Blut abgeben kann. Diese sogenannten zirkulierenden Tumorzellen „fühlen“ sich im Blutstrom zwar nicht „wohl“ und die meisten gehen zugrunde. Doch schon ein kleiner Teil dieser Zellen, der überlebt und im Körper verbleibt, kann nach Jahren zum Wiederauftreten der Brustkrebserkrankung führen. Diese Zellen werden auch „schlafende“ Tumorzellen genannt. Genau sie sind das Ziel der systemischen Therapie.

Die passende Behandlung wählen

Für jede Patientin findet in zertifizierten Brustzentren eine sogenannte Tumorkonferenz, auch „Tumorboard“ genannt, statt. Dabei kommen Fachpersonen aus der Gynäkologie, Radiologie, Pathologie, (Gynäko-)Onkologie und Strahlentherapie zusammen, um die Befunde der Patientin zu besprechen. Das gemeinsame Wissen und die Einschätzung der Expertinnen und Experten fließen in den Therapieplan ein. Häufig nehmen auch Mitarbeitende aus der Psychoonkologie, aus der Pflege oder der Sozialarbeit an der Tumorkonferenz teil. Denn nicht nur die medizinischen Befunde, Diagnosen, Vorerkrankungen und bisherigen Therapien spielen eine Rolle bei der Festlegung der Behandlung. Auch die persönlichen Lebensumstände, Wünsche und Erwartungen der Patientin werden einbezogen.

Sich auf das ärztliche Gespräch vorbereiten

In der Tumorkonferenz sind Sie als Patientin nicht anwesend. Sie werden in die Entscheidungsfindung aber immer miteinbezogen. Ihre Ärztin oder Ihr Arzt stellt Ihnen die für Sie passende Behandlungsstrategie vor, erklärt den Ablauf und erläutert die jeweiligen Vor- und Nachteile. Scheuen Sie sich nicht nachzufragen, wenn Sie etwas nicht nachvollziehen können. Viele Patientinnen finden es hilfreich, sich auf das Gespräch vorzubereiten, indem sie sich ihre Fragen vorab notieren. Natürlich dürfen Sie auch eine Begleitperson zum ärztlichen Gespräch mitbringen.
Wichtig ist auch, dass Sie im ärztlichen Gespräch Ihre Bedenken und Sorgen offen ansprechen. Ihr Behandlungsteam hat die für Sie am besten geeignete Therapie geplant. Dabei kann es mitunter vorkommen, dass Sie schwerwiegende Entscheidungen treffen müssen, zum Beispiel, ob eine Brust entfernt werden soll. Auch die Belastungen bestimmter Therapien können herausfordernd sein. Wichtig ist, dass Sie gut informiert sind. Die Erfahrung zeigt, dass Patientinnen besser mit den Nebenwirkungen umgehen können, wenn sie darüber Bescheid wissen.
Bedenken Sie: In der Regel besteht keine Eile. Brustkrebs ist kein Notfall wie manche andere Krebserkrankungen, bei denen die Therapie manchmal schon am nächsten Tag beginnen muss. Sie haben also Zeit, mehrere Beratungsgespräche zu führen, sich in Ratgebern zu informieren und sich mit anderen Betroffe-

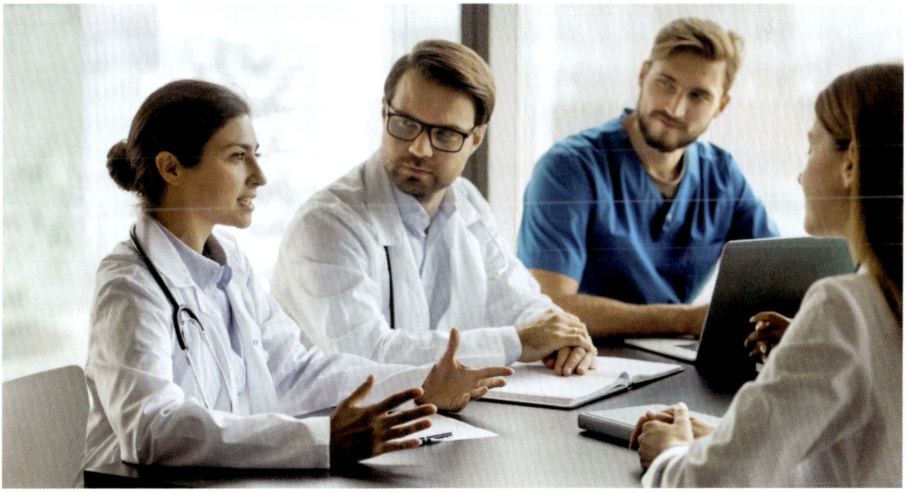

nen in Foren oder Selbsthilfegruppen auszutauschen. Unnötige Verzögerungen sollten jedoch vermieden werden.

Ihr Recht auf eine Zweitmeinung

Falls Sie nach den Gesprächen mit Ihrer Ärztin oder Ihrem Arzt noch unsicher sind und Fragen zum Behandlungsplan haben, können Sie eine Zweitmeinung in einer anderen Klinik einholen. Gerade bei komplexen Entscheidungen in der Therapie kann eine unabhängige Zweitmeinung Ihnen die Sicherheit geben, dass die empfohlene Behandlung wirklich die passende für Sie ist. Viele Patientinnen berichten, dass sie sich danach informierter und in die Entscheidungsfindung besser einbezogen fühlen.
Ihr Recht auf eine Zweitmeinung ist gesetzlich festgeschrieben. Sie dürfen es, aber müssen es nicht nutzen. Die Details zum Zweitmeinungsverfahren sind rechtlich geregelt. Sie können die Befunde und den Therapieplan gemeinsam mit der Ärztin oder dem Arzt, die bzw. der die Zweitmeinung abgibt, besprechen. Sie können sich auch über alternative Behandlungsmöglichkeiten informieren, die für Sie möglicherweise besser geeignet sind.
Damit der sogenannte Zweitmeiner Sie gut beraten kann, benötigt sie oder er umfassende Informationen über Ihre Brustkrebserkrankung. Bringen Sie daher alle wichtigen Dokumente zu dem Termin mit. Dazu zählen:

- Arztbriefe
- Ergebnisse der Biopsie
- Ergebnisse der bildgebenden Verfahren (Röntgen, Ultraschall usw.)
- Protokolle der Tumorkonferenzen, falls vorhanden

Bitte beachten Sie: Die Zweitmeinung bei Brustkrebs ist keine verpflichtende Kassenleistung. Dennoch übernehmen viele gesetzliche und private Krankenversicherungen die Kosten dafür. Erkundigen Sie sich daher vorab bei Ihrer Krankenkasse, ob und unter welchen Bedingungen sie die Zweitmeinung bezahlt. Falls Ihre Kasse diese Leistung nicht übernimmt, informieren Sie sich im Vorfeld, welche Kosten auf Sie zukommen.

Teilnahme an einer klinischen Studie

Vielleicht hat Ihre Ärztin oder Ihr Arzt Ihnen auch vorgeschlagen, an einer klinischen Studie teilzunehmen. Klinische Studien sind eine gute Möglichkeit, um Zugang zu innovativen Therapien zu erhalten. So kann es sein, dass sich in der Forschung ein neues Verfahren oder ein neues Medikament als vielversprechend erweist, aber noch nicht für alle zugänglich ist. Erst nach Abschluss einer Zulassungsstudie wird die Behandlung allgemein verfügbar.
An einer klinischen Studie können nur Patientinnen teilnehmen, die den genau definierten Kriterien der jeweiligen Stu-

Wie bekomme ich eine Zweitmeinung?

Wenn Sie eine Zweitmeinung zu Ihrem Behandlungsplan einholen möchten, unterstützen Sie folgende Stellen:

- Ihre Frauenärztin oder Ihr Frauenarzt: Sie können eine geeignete Fachperson empfehlen und gleich die Untersuchungsergebnisse weiterleiten.
- Ihre Krankenkasse: Sie kann Ihnen ebenfalls spezialisierte Fachpersonen nennen, die eine unabhängige Einschätzung abgeben können.
- Ein anderes zertifiziertes Zentrum, zum Beispiel über die OncoMap-Webseite: www.oncomap.de
- Der Krebsinformationsdienst: Hier können Sie zwar keine direkte Zweitmeinung einholen, aber erhalten Unterstützung bei der Suche nach einer geeigneten Fachperson. Sie erreichen den Telefondienst unter 0800 – 420 30 40 oder per E-Mail: krebsinformationsdienst@dkfz.de

die entsprechen. Ihre Ärztin oder Ihr Arzt entscheidet daher nicht selbst, ob Sie teilnehmen dürfen, sondern muss sich an strikte Vorgaben halten. Die Ein- und Ausschlusskriterien werden vorab von einer Ethikkommission geprüft. Solche Kriterien können beispielsweise die Größe des Tumors, das Stadium der Erkrankung, das Vorhandensein bestimmter Rezeptoren oder bereits durchgeführte Therapien umfassen.
Ihre Ärztin oder Ihr Arzt prüft also zunächst die Teilnahmekriterien und kann Sie dann gegebenenfalls an das Studienteam weitervermitteln. In Studien gibt es in der Regel verschiedene Gruppen, die unterschiedliche Behandlungen erhalten:
Eine Gruppe erhält die Standardbehandlung, die andere die neue Therapieform. Die Zuteilung zu den Gruppen erfolgt oft nach dem Zufallsprinzip (Randomisation). Das bedeutet, dass weder Sie noch das Studienteam Einfluss darauf haben, in welcher Gruppe Sie behandelt werden.
Manche Studien sind zusätzlich „doppelblind". In diesem Fall wissen weder Sie noch das Studienteam, in welcher Gruppe Sie sich befinden und ob Sie die Standardbehandlung oder die neue Therapieform erhalten. Das Ziel dieser Ver-

blindung ist es, die Wirksamkeit der neuen Therapie möglichst objektiv zu bewerten.

Die folgenden Fragen können Ihnen im ärztlichen Gespräch helfen, eine Entscheidung über die Studienteilnahme zu treffen:

- Was ist das Ziel der Studie?
- Wie wird die Art der Behandlung festgelegt?
- Entspricht die Kontrollgruppe dem aktuellen Standard?
- Was sind die Vorteile einer Studienteilnahme?
- Welche möglichen Nachteile könnten sich ergeben?
- Welche zusätzlichen Belastungen können durch die Studienteilnahme im Vergleich zur üblichen Behandlung auf mich zukommen?
- Müssen zusätzliche Arztbesuche und Tests eingeplant werden – und wer übernimmt dafür die Kosten?
- Welche Verpflichtungen gehe ich mit der Teilnahme ein?
- Wer ist meine Ansprechperson während der Studie oder falls ich abbrechen möchte?

Eine klinische Studie finden

Hier finden Sie Informationen zu aktuellen klinischen Studien:

- Das Studienportal Brustkrebs informiert online zum Thema klinische Forschung, inklusive „StudienFinder". Es wird herausgegeben vom Forum Gynäkologische Onkologie in Kooperation mit der Deutschen Stiftung Eierstockkrebs, NOGGO e. V. und der AGO Studiengruppe: www.studienportal-brustkrebs.de
- Die German Breast Group ist ein großes Netzwerk. Rund 800 Studienzentren sind weltweit beteiligt. Die klinischen Studien decken alle Stadien und verschiedene Formen der Brustkrebsbehandlung ab: www.gbg.de
- Die Westdeutsche Studiengruppe (WSG) führt viele klinische Studien insbesondere beim frühen Brustkrebs durch: https://wsg-online.com

Operation bei Brustkrebs

Die operative Entfernung des Brustkrebses bildet häufig den zentralen Ausgangspunkt der Therapie. In vielen Fällen erlauben moderne chirurgische Verfahren, die Brust zu erhalten. Ist dies nicht möglich, gibt es verschiedene Methoden, um die Brust wieder aufzubauen.

Brusterhaltend operieren

Bei frühem Brustkrebs wird stets operiert. Im Gegensatz zu früher laufen die Operationen jedoch heute deutlich schonender ab. Bei drei von vier Frauen können wir brusterhaltend operieren. Bei den operativen Techniken hat sich viel getan, sodass sogar bei größeren oder ungünstig liegenden Tumoren die Brust häufig erhalten werden kann. Dabei kommen sogenannte onkoplastische Methoden zum Einsatz, also Methoden aus der plastischen Chirurgie. Falls Sie sich Sorgen machen, ob es für die Heilung einen Unterschied macht, ob die Brust entfernt wird oder nicht, kann ich Sie beruhigen: Studien haben gezeigt, dass die brusterhaltende Operation in Kombination mit einer anschließenden Bestrahlung mindestens genauso gut ist wie die Entfernung der Brust. Das Gesamtüberleben der Patientinnen ist dabei gleich. Mit anderen Worten: Eine brusterhaltende Operation erhöht das Sterberisiko nicht.

Die Operation ist ein wichtiger Schritt in der Behandlung von Brustkrebs. Sie ist aber nicht der einzige. Meist folgen andere Behandlungsschritte – oder gehen voraus. Häufig raten Ärztinnen

Zertifizierte „onkoplastische Brust-Operateure" finden

Die AWOgyn-Arztsuche bietet Zugang zu Fachpersonen mit besonderer Expertise im Bereich rekonstruktiver und onkoplastischer Brustoperationen. Die hier gelisteten Ärztinnen und Ärzte sind als „Brustoperateur AWOgyn" zertifiziert: www.awogyn.de/arztsuche (wählen Sie die Option „Breast Surgeon" aus)

und Ärzte zu einer neoadjuvanten Chemotherapie. Das heißt, die Chemotherapie findet vor der Operation statt. Sie bewirkt, dass der Tumor schrumpft, was die Operation erleichtert oder überhaupt erst möglich macht, insbesondere wenn der Tumor sehr groß ist.
Besonders erfahren sind Operateurinnen und Operateure in zertifizierten Brustzentren. Von daher rate ich Ihnen, sich für den Eingriff und die weitere Behandlung an ein entsprechendes Zentrum zu wenden. An zertifizierten Zentren werden die Qualifikationen überprüft: Alle chirurgischen Fachkräfte müssen ihre Expertise nachweisen und eine bestimmte Anzahl an Operationen pro Jahr durchführen.

Wie eine Operation abläuft

Die meisten Operationen finden unter Vollnarkose statt. Keine Sorge: Die Narkose gehört heute zu den Routineverfahren. Zudem sind Brustoperationen in der Regel eher kurz, sodass Komplikationen während der Narkose nur sehr selten auftreten.
Wenn eine Tumoroperation ansteht, werden die Patientinnen meist erst am Morgen des Operationstages aufgenommen. Vor einer brusterhaltenden Operation erfolgt häufig eine Untersuchung, bei der der Tumor markiert wird. Dies ist besonders dann erforderlich, wenn der Tumor nicht tastbar ist. Häufig wird dazu am Morgen der Operation oder am Vortag ein feiner Draht unter Ultraschall- oder Mammographie-Kontrolle in die Brust eingeführt, um die Stelle zu markieren, an der sich der Tumor befindet. Anstelle des Drahts kann aber auch ein spezieller Marker verwendet oder sogar komplett auf die Markierung verzichtet werden, wenn während der Operation Ultraschall eingesetzt wird.
Danach werden Sie in den OP-Bereich gebracht, wo sie zunächst verkabelt werden. Auf Ihren Oberkörper werden EKG-Elektroden geklebt, die Ihren Herzrhythmus überwachen. Außerdem wird Ihnen eine Blutdruckmanschette angelegt, um Ihren Blutdruck kontinuierlich zu messen. An Ihrem Zeigefinger wird ein Pulsoxymeter befestigt, mit dem die Sauerstoffsättigung im Blut kontrolliert wird.
Im Anschluss erhalten Sie an der Hand oder am Unterarm mit einer kleinen Nadel einen Zugang zu einer Vene. In diese Vene wird ein kleiner, flexibler Plastikschlauch eingeführt, über den Ihnen das Narkosemittel verabreicht wird. Bei Bedarf können die Ärztinnen und Ärzte so auch andere Medikamente wie Schmerzmittel geben.
Bei vielen Patientinnen wird am Ende der Operation eine kleine Drainage gelegt, die mit einer Naht an der Haut befestigt wird. Über diese Drainage werden Wundflüssigkeit und Blut, die sich nach der Operation ansammeln, in

eine kleine Flasche abgesaugt. Die Drainage verbleibt in der Regel für einige Tage. Nach der Brustoperation bleiben die Patientinnen meist ein bis zwei Tage im Krankenhaus.
Oft wird zusätzlich ein speziell angepasster Kompressions-BH verordnet, der in den Wochen nach der Operation getragen werden soll. Dieser BH wird für Sie maßgefertigt. Wenden Sie sich hierfür an ein Sanitätshaus Ihrer Wahl. In manchen Brustzentren besucht eine Mitarbeiterin des Sanitätshauses die Patientinnen nach der Operation auf der Station, um den Kompressions-BH anzupassen.

Mein persönlicher Tipp
Wenn Sie zwei Kompressions-BHs verschrieben bekommen, fragen Sie nach, ob einer der BHs in schwarzer Farbe erhältlich ist. In den ersten Tagen nach der Operation können Blut oder Wundflüssigkeit kleine Flecken hinterlassen – ein dunkler BH kaschiert Spuren und ist deshalb in der Heilungsphase oft angenehmer und praktischer zu tragen.
Wenn Ihr BH sowohl kleine Häkchen als auch einen Reißverschluss hat, ist die Reihenfolge beim Anziehen immer gleich: Zuerst die Häkchen verschließen, dann den Reißverschluss!

Worauf bei einer Drainage achten?

Die Drainage sorgt dafür, dass das Wundsekret gut abfließen kann.
Bitte beachten Sie folgende Maßnahmen:

- Duschen Sie nicht mit der Drainage. Einen Tag nachdem die Drainage entfernt wurde, dürfen Sie in der Regel wieder duschen.
- Sie können die Drainageflaschen in einer Handtasche tragen oder an Ihrer Kleidung mit einem Fixierclip befestigen.
- Der Drainageschlauch sollte immer frei liegen und bei Bewegung nicht an der Bettkante, einem Stuhl oder Ähnlichem hängen bleiben.
- Wenn Sie mit einer Drainage entlassen werden, ist es wichtig, jeden Tag die Menge der Flüssigkeit zu notieren. Stellen Sie dazu jeden Morgen die Drainageflasche auf eine flache Unterlage und markieren Sie die Menge der Flüssigkeit mit einem Stift. So können die die Ärztinnen und Ärzte kontrollieren, wie viel Flüssigkeit pro Tag abfließt und ob die Drainage entfernt werden kann.

Langsam wieder in Aktion kommen

Gut ist es, wenn Sie sich nach der Brustoperation zunächst Ruhe gönnen und Ihrem Körper Zeit zum Heilen geben. Dennoch sollten und müssen Sie nicht im Stillstand verharren! Dieser Leitfaden gibt Ihnen eine Orientierung darüber, wann Sie welche Aktivitäten wieder aufnehmen können.
Die Zeitangaben beziehen sich auf Operationen ohne Rekonstruktion. Nach einem Brustwiederaufbau (mit Implantaten oder Eigengewebe) kann die Schonzeit deutlich länger ausfallen. Besprechen Sie die Empfehlungen zur Sicherheit auch mit Ihrer behandelnden Ärztin oder Ihrem behandelnden Arzt.

Direkt nach der Entlassung:

- Spazierengehen
- Leichte Tätigkeiten im Haushalt (z. B. Kochen)
- Autofahren
- Duschen (in der Regel einen Tag nach Entfernung der letzten Drainage)
- Leichte Dehnübungen

Nach zwei Wochen:

- Fahrradfahren
- Mittelschwere Tätigkeiten im Haushalt (z. B. Bügeln)

Nach vier Wochen:

- Eincremen der Narbe
- Sport mit Beinübungen
- Joggen
- Schwere Tätigkeiten im Haushalt (Fensterputzen, Staubsaugen)

Nach sechs Wochen:

- Sport mit Armübungen
- Auf dem Bauch schlafen

Nach acht Wochen:

- Baden in der Badewanne
- Besuch im Schwimmbad oder in der Sauna

Wenn die Brust abgenommen wird

Nicht immer ist eine brusterhaltende Operation möglich. Bei einer von vier Patientinnen wird die Brustdrüse abgenommen. Das kann verschiedene Gründe haben. Unter folgenden Umständen wird Ihre Ärztin oder Ihr Arzt mit Ihnen über die Brustentfernung sprechen:

- Der Tumor ist im Verhältnis zur Brust zu groß.
- Der Tumor ist in Haut oder Brustwand eingewachsen.

- Der Brustkrebs besteht aus mehreren Tumoren, die in verschiedenen Bereichen der Brust verteilt sind.
- Es handelt sich um den inflammatorischen (entzündlichen) Brustkrebs.
- Es liegt eine genetische Mutation mit erhöhtem Brustkrebsrisiko vor.

Die Entfernung der Brustdrüse wird als Mastektomie bezeichnet. Heute unterscheiden wir unterschiedliche Formen:

„Klassische" oder „modifiziert radikale" Mastektomie (Ablatio): Die gesamte Brustdrüse einschließlich der darüberliegenden Haut, der Brustwarze und der großen Faszie auf dem Brustmuskel werden entfernt. Der Brustmuskel bleibt erhalten. Nach der Operation ist der Brustkorb auf der operierten Seite flach.

Hautsparende Mastektomie („Skin-Sparing Mastectomy", kurz „SSM"): Hierbei werden die Brustdrüse und die Brustwarze entfernt, der Hautmantel bleibt aber erhalten. In der Regel erfolgt gleichzeitig der Wiederaufbau der Brust.

Mamillensparende oder brustwarzensparende Mastektomie („Nipple-Sparing Mastectomy", kurz „NSM"): Hierbei wird nur die Brustdrüse entfernt, aber die Brustwarze und die Haut bleiben erhalten. In der Regel erfolgt gleichzeitig der Wiederaufbau der Brust.

Nach der Operation werden Ihnen kleine Drainagen gelegt, damit Blut und Wundsekret ablaufen können. Um die Heilung zu unterstützen, verschreibt Ihnen Ihre Ärztin oder Ihr Arzt entsprechende Hilfsmittel. Oft erhalten Sie bei der OP-Planung ein Rezept für einen Kompressions-BH oder eine Brustbandage. Wird während der Operation ein Wiederaufbau durchgeführt, verschreiben manche Zentren auch einen sogenannten „Stuttgarter Gürtel". Diese Hilfsmittel werden in den ersten Wochen nach der Operation getragen, um die Heilung der Wunde zu verbessern.

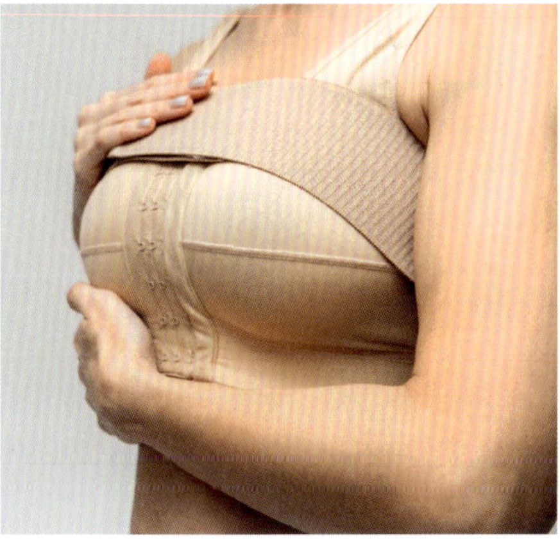

Falls Sie (vorerst) keinen Wiederaufbau der Brust wünschen, können Sie spezielle Prothesen verwenden. Diese sogenannten Epithesen sind Silikoneinlagen, die in Form und Größe der ursprünglichen Brust entsprechen. Sie werden in einer dafür vorgesehenen Tasche im BH getragen. Damit ist von außen nicht sichtbar, dass Ihnen eine Brust abgenommen wurde. Die Epithesen fühlen

sich zudem weich an – ähnlich wie die eigene Brust.
Ein Rezept für eine Epithese erhalten Sie von Ihrer Ärztin oder Ihrem Arzt. Die gesetzlichen Krankenkassen übernehmen die Kosten, sodass Sie lediglich die gesetzliche Zuzahlung von zehn Prozent, maximal aber zehn Euro, leisten.
Neben spezieller Wäsche gibt es auch Badeanzüge und Bikinis, die für das Tragen von Epithesen geeignet sind. Eine gute Anlaufstelle für diese spezielle Kleidung sind häufig Sanitätshäuser. Auch in Selbsthilfegruppen können Sie zu diesem Thema oft praktischen Rat bekommen.

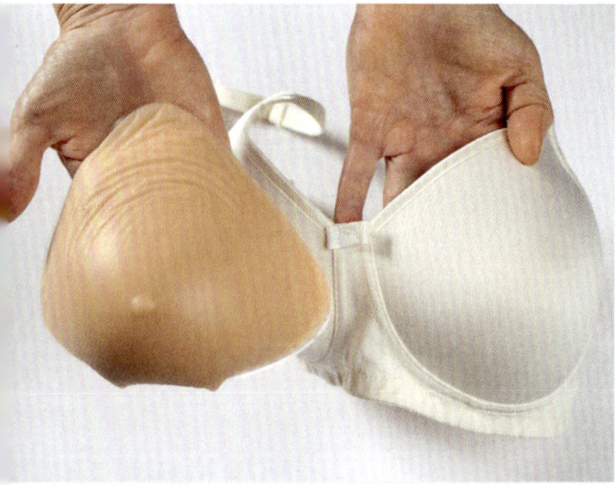

Wiederaufbau der Brust

Es ist in der Regel möglich, die Brust wieder aufzubauen, wenn Sie dies wünschen. Das geht entweder direkt während der Operation (Sofort- oder primäre Rekonstruktion) oder auch zu einem späteren Zeitpunkt (sekundärer Wiederaufbau).
Zum Wiederaufbau gibt es zwei bewährte Methoden: die Rekonstruktion mithilfe eines Brustimplantats oder mit Eigengewebe. In seltenen Fällen werden beide Methoden kombiniert.
Unabhängig von der gewählten Methode besteht der Wiederaufbau oft aus mehreren Schritten. Das kann beispielsweise bedeuten, dass zunächst das entfernte Brustdrüsengewebe ersetzt wird. Besonders bei Frauen mit sehr großen oder stark hängenden Brüsten kann es vorkommen, dass sich nach der Operation Form und Größe der Brüste unterscheiden. In einem zweiten Schritt wird dann die gesunde Brust angeglichen. Als letzter Schritt erfolgt dann der Wiederaufbau der Brustwarze, wenn diese bei der ersten Operation entfernt wurde.

Wiederaufbau der Brust mit Implantat

Am häufigsten erfolgt der Brustwiederaufbau mithilfe von körperfremdem Material: Bei 70 bis 80 Prozent der Rekonstruktionen werden Brustimplantate (Prothesen) genutzt. Ein Implantat kann Silikon, Kochsalzlösung oder eine Mischung aus beiden enthalten und entweder eine Tröpfchenform („anatomisch geformt“) oder eine runde Form haben.

Das Implantat kann entweder vor oder unter den Brustmuskel gesetzt werden. Heutzutage wird es jedoch am häufigsten vor dem Muskel eingesetzt. Diese Lage bezeichnet man in der Fachsprache als „präpektoral" oder „epipektoral", da der Brustmuskel unter der Brustdrüse als Pektoralmuskel bekannt ist. Wird das Implantat unter den Muskel gelegt, sprechen wir wiederum von einer „subpektoralen" Lage.

Wird eine Mastektomie hautsparend oder mamillensparend durchgeführt, kann das Implantat das entfernte Drüsengewebe direkt ersetzen. In diesem Fall sprechen wir von einem primären Wiederaufbau.

In seltenen Fällen kann ein leeres Implantat, ein sogenannter Expander, notwendig sein, um die Haut langsam zu dehnen. Der Expander wird beispielsweise verwendet, wenn bereits eine klassische Brustdrüsenentfernung durchgeführt wurde und die Frau den Wiederaufbau erst einige Jahre später wünscht.

Ein Expander kann auch infrage kommen, wenn bei der Brustdrüsenentfernung große Teile der Haut entfernt werden mussten. Der Brustkorb ist in diesem Fall flach und die Haut muss zunächst gedehnt werden, um genug Platz für das endgültige Implantat zu schaffen. Dieses wird dann erst in einem zweiten Schritt eingesetzt. Diese zweite Operation ist weniger aufwendig, die Wunde ist in der Regel klein und verheilt schnell.

Ein Nachteil des Wiederaufbaus mit Implantaten ist, dass es sich dabei um einen Fremdkörper handelt, der die Empfindlichkeit der Brust beeinträchtigt. Zudem kann ein Brustimplantat im Laufe der Zeit Beschwerden verursachen, die Folgeoperationen erforderlich machen. Zu den möglichen Komplikationen zählen etwa das Verkapseln (Kap-

Brustimplantat

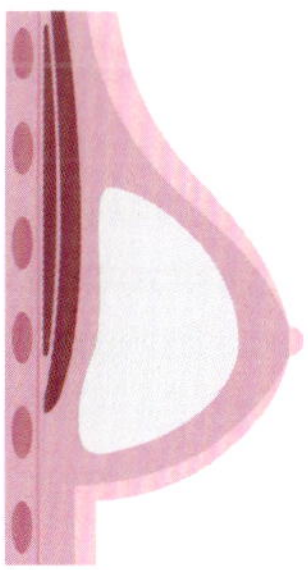

Das Implantat kann über den Brustmuskel (links) oder darunter (rechts) gesetzt werden.

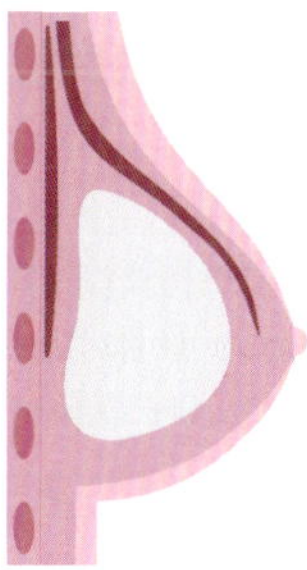

selfibrose), das Verdrehen oder die Beschädigung (Ruptur) des Implantats. Auch wenn moderne Implantate kein Ablaufdatum haben, müssen sie in der Regel irgendwann ausgetauscht werden. Der häufigste Grund dafür ist die Kapselfibrose, die zu einer Verformung der Brust und manchmal auch zu Beschwerden führt.
Wichtig zu wissen: Wenn eine Bestrahlung als weitere Therapie geplant ist, muss die Entscheidung über eine Implantat-Rekonstruktion besonders sorgfältig abgewogen werden. Denn eine Bestrahlung erhöht das Risiko für Komplikationen, insbesondere einer Kapselfibrose. In diesem Fall ist oft ein Wiederaufbau mit eigenem Gewebe die bevorzugte Variante.

Wiederaufbau der Brust mit Eigengewebe

Die zweite Möglichkeit, um die Brust aufzubauen, ist die Brustrekonstruktion mit Eigengewebe. Dabei wird Fett- und manchmal auch Muskelgewebe verwendet. Meist stammt dieses Gewebe aus dem Unterbauch, seltener wird es aus dem Oberschenkel, Po oder Rücken entnommen. Entweder wird das Gewebe mit den Blutgefäßen und angrenzendem Muskelgewebe verpflanzt („gestielter Lappen") oder das Gewebe wird mit den Blutgefäßen zunächst vom Körper abgetrennt und dann an die Blutgefäße im Brustbereich angenäht („freier Lappen"). Diese Operation ist aufwendiger und dauert länger als der Wiederaufbau mit einem Implantat.
Der Vorteil beim Wiederaufbau der Brust mit Eigengewebe ist, dass sich die Brust natürlich anfühlt und sich dem Körper anpasst, etwa bei Gewichtsveränderungen oder im Verlauf des Älterwerdens. Da es unser eigenes Gewebe ist und kein Fremdkörper, treten Beschwerden wie die Kapselfibrose nicht auf. Auch nach einer Bestrahlung kann diese Form des Wiederaufbaus gut durchgeführt werden.
Anders als beim Wiederaufbau mit Implantaten sind nach Abschluss des Rekonstruktionsprozesses mit Eigengewebe – zu dem auch die Angleichung der gesunden Brust und der Wiederaufbau der Brustwarze gehören können – in der Regel keine weiteren Operationen erforderlich. Bei der Implantat-Rekonstruktion hingegen muss immer mit einem oder mehreren Wechseln der Implantate gerechnet werden.
Zu den Nachteilen des Wiederaufbaus mit Eigengewebe zählt die lange Operationsdauer: Der Eingriff kann zwischen drei und acht Stunden dauern. Manchmal ist nach der Operation eine besondere Überwachung erforderlich, bevor die Patientin auf die normale Station verlegt werden kann. Ein weiteres Risiko sind Durchblutungsprobleme des verpflanzten Gewebes, über die im Vorfeld der Operation aufgeklärt wird. Im

ungünstigsten Fall kann es zum sogenannten Lappenverlust kommen, wenn das Eigengewebe nicht ausreichend durchblutet wird und entfernt werden muss. Glücklicherweise tritt diese Komplikation heute nur noch sehr selten auf. Ein weiterer Aspekt betrifft die Stelle, aus der das Gewebe (Lappen) entnommen wird. Das kann der Unterbauch, Po, Oberschenkel oder der Rücken sein. In diesem Bereich bleibt eine Narbe zurück und manchmal kommt es auch zu Beschwerden. Die Heilung nach der Operation und die körperlichen Einschränkungen dauern einige Wochen, manchmal aber auch länger.
Wichtig zu wissen: Aufgrund der längeren Operations- und Narkosezeit kommt diese Methode bei schwerwiegenden Vorerkrankungen an Herz oder Lunge nicht in Betracht. Auch sehr starkes Übergewicht, Diabetes, Rauchen und ein hohes Alter stellen Risikofaktoren für diese Operation dar.

Wiederaufbau der Brustwarze

Bei manchen Frauen wird die Brustwarze (Mamille) während der Krebsoperation entfernt. Das kann beispielsweise notwendig sein, wenn der Tumor sehr nah an der Brustwarze liegt. Später kann die Brustwarze in der Regel wieder aufgebaut werden. Dieser Schritt erfolgt jedoch erst, nachdem die Wunde verheilt ist, was durchaus mehrere Monate dauern kann.

Zum Wiederaufbau der Brustwarze stehen mehrere Möglichkeiten zur Verfügung. Am wenigsten aufwendig ist die Mikropigmentierung (Tätowierung). Diese erfolgt ambulant und erfordert meist keine Betäubung. Es kann aber ein EMLA-Pflaster verwendet werden, das die Hautstelle kurzzeitig betäubt. Bei der Mikropigmentierung werden Farbtöne verwendet, die den natürlichen Farben der Brustwarze und des Brustwarzenhofs sehr nahekommen. Dabei lässt sich sogar ein 3D-Effekt erzielen: Von vorn betrachtet wirkt die Brustwarze erhaben. Von der Seite sieht man allerdings, dass es sich um einen Farbeffekt handelt und die Haut an dieser Stelle flach ist. Gleichwohl sind viele Frauen mit dem Ergebnis sehr zufrieden. Es ist aber auch der Wiederaufbau einer erhabenen Brustwarze möglich. In diesem Fall ist eine kleine Operation notwendig. Dabei verwenden Ärztinnen und Ärzte körpereigenes Gewebe, um den Nippel wiederaufzubauen. Des Weiteren besteht die Möglichkeit, einen Teil der gesunden Brustwarze auf die erkrankte Seite zu transplantieren. Dieses Verfahren wird „Nipple-Sharing“ genannt und ist eine Option für Frauen mit sehr prominenten oder größeren Brustwarzen. Der Brustwarzenhof kann entweder durch eine Pigmentierung ergänzt oder mit Haut von einer anderen Körperstelle rekonstruiert werden, die von Natur aus eine dunklere Farbe

> **Gut zu wissen**
>
> Der Wiederaufbau der Brust und der Brustwarze ist ein Prozess, der selten mit einer einzigen Operation abgeschlossen ist – und das ist keineswegs ein Nachteil!
> Lassen Sie sich Zeit dafür, auch wenn es vielleicht schwerfällt. Die Geduld zahlt sich aus: Das kosmetische Ergebnis ist oft am besten, wenn der Wiederaufbau der Brustwarze erst einige Monate nach der letzten Operation angegangen wird. So kann meist die beste Symmetrie erreicht werden.

aufweist. Hierfür eignen sich beispielsweise die Schamlippen oder die Innenseite der Oberschenkel.

Vor- und Nachteile gut abwägen

Jede Methode des Brustwiederaufbaus hat Vor- und Nachteile. Ob und wie die Brust wiederaufgebaut wird, ist eine individuelle Entscheidung, die von verschiedenen Kriterien und Ihren persönlichen Wünschen abhängt. Sprechen Sie in Ruhe mit Ihrer Ärztin oder Ihrem Arzt darüber. In der Regel finden mehrere Gespräche statt, in denen Ihnen unterschiedliche Typen von Implantaten gezeigt werden, damit Sie eine Vorstellung davon entwickeln, wie eine Prothese aussieht und wie sie sich anfühlt. Holen Sie im Zweifelsfall eine Zweitmeinung ein und wägen Sie die Optionen sorgfältig ab. Auch der Austausch mit anderen Betroffenen kann hilfreich sein: Erkundigen Sie sich in einer Selbsthilfegruppe über die Erfahrungen, die andere Frauen mit Brustkrebs gemacht haben. Bedenken Sie bei Ihrer Entscheidung, mit welcher Methode Sie langfristig am besten leben können.
Die Kosten für den Wiederaufbau der Brust übernehmen in der Regel die Krankenkassen, auch wenn die Maßnahme erst zu einem späteren Zeitpunkt erfolgt. Es ist jedoch nicht genau definiert, welche Maßnahmen die Kassen erstatten – z. B., ob die Mikropigmentierung der Brustwarze oder die Angleichung der anderen Brust zur Erreichung einer Symmetrie dazugehört. Fragen Sie daher Ihre Ärztin oder Ihren Arzt, ob eine Kostenübernahme vor der Operation beantragt werden sollte.
Die Gespräche über den Wiederaufbau der Brust zeigen mir immer wieder aufs Neue, wie unterschiedlich wir Frauen sind. Während einige Patientinnen sich nicht vorstellen können, „ohne Brust" aufzuwachen, und daher für das Angebot der Rekonstruktion sehr dankbar sind, legen andere Wert auf eine möglichst unkomplizierte und rasche Operation und entscheiden sich bewusst

gegen den Wiederaufbau. Deswegen ist es wichtig, alle Möglichkeiten – auch den Verzicht auf eine Rekonstruktion – zu beleuchten und zu besprechen. Dies wird auch von den Leitlinien so empfohlen. Viele Selbsthilfegruppen, wie „Selbstbewusst ohne Brust", setzen sich ebenfalls dafür ein, unterschiedliche Operationsverfahren wertfrei und gemeinsam mit der Patientin abzuwägen.

Operation der Lymphknoten

Der erste Ort, an den der invasive Brustkrebs in der Regel streut, sind die Lymphknoten in der Achselhöhle. Deswegen erhalten die meisten Patientinnen mit Brustkrebs eine Operation der Achselhöhle. Auch hier hat sich die Behandlung in den vergangenen Jahren deutlich verbessert. Früher wurde recht radikal operiert. Es wurden so viele Lymphknoten wie möglich entfernt, um sicherzugehen, dass der Krebs nicht zurückkehrt. Mittlerweile hat sich die Vorgehensweise gewandelt und solch massive Operationen sind meist nicht mehr notwendig.
Wir wissen, wie wichtig es ist, die Lymphknoten zu erhalten. Je mehr Lymphknoten entfernt werden, desto höher ist das Risiko für Folgebeschwerden wie das sogenannte Lymphödem. Dabei staut sich die Lymphflüssigkeit im Gewebe. Betroffene Frauen entwickeln dadurch einen geschwollenen Arm, der wenig belastbar ist und rasch ermüdet. Sie haben Schmerzen und die Beweglichkeit im Schulter-Arm-Bereich ist eingeschränkt. Zwar können Physiotherapie, Massage oder das Tragen eines Kompressionsstrumpfs helfen, die Beschwerden zu lindern, doch die Erkrankung bleibt lebenslang bestehen. Vermeiden lässt sich ein Lymphödem in den Armen, indem die Lymphknoten zurückhaltend operiert werden. Deshalb operiert man heute nach dem Prinzip: So viel wie nötig, so wenig wie möglich. Das setzt voraus, dass die Achselhöhle nicht nur abgetastet, sondern auch sorgfältig mit dem Ultraschall untersucht wird. Sehen die Lymphknoten

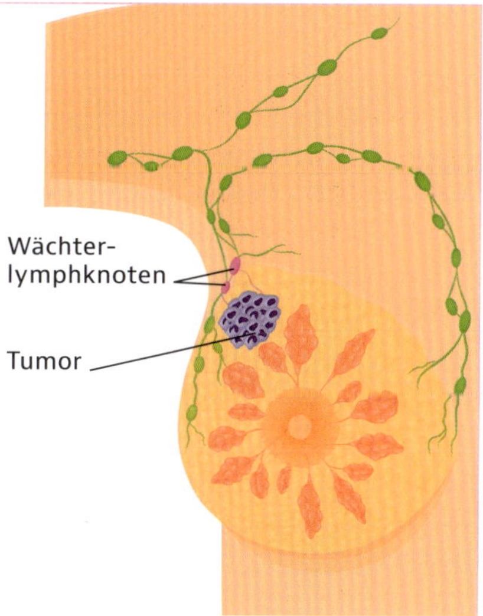

Wächterlymphknoten zeigen, ob sich der Brustkrebs ausgebreitet hat.

unauffällig aus, wird bei invasivem Brustkrebs meist nur der Wächterlymphknoten (Sentinel-Lymphknoten) entfernt. Hierbei handelt es sich um den Lymphknoten, der dem Tumor am nächsten liegt.
Um den Wächterlymphknoten zu erkennen, wird vor der Operation eine spezielle Substanz mit einer sehr dünnen Nadel in die Brust gespritzt. Diese Substanz kann schwach radioaktiv sein, einen Farbstoff oder winzige Metallpartikel enthalten. Sie sammelt sich in der Lymphflüssigkeit und wandert in die Achselhöhle. Mithilfe einer speziellen Sonde kann der Lymphknoten erkannt werden, der die größte Menge der Substanz gespeichert hat, da er dem Tumor am nächsten liegt: Das ist der Wächterlymphknoten. Er wird entweder durch einen kleinen Schnitt oder über dieselbe Narbe wie der Brusttumor entfernt und anschließend auf Tumorzellen untersucht.
Sind keine Tumorzellen nachweisbar, können die übrigen Lymphknoten in Ruhe gelassen werden. Werden Tumorzellen gefunden, wird in der Tumorkonferenz besprochen, wie die weitere Behandlung aussehen soll. In der Regel wird die Achselhöhle dann gesondert bestrahlt; seltener wird zu einer zweiten Operation mit der Entfernung weiterer Lymphknoten geraten.
Falls die Ärztin oder der Arzt im Ultraschall oder beim Abtasten auffällige Lymphknoten entdeckt, wird daraus oft eine minimal-invasive Gewebeprobe entnommen – ähnlich wie bei der Stanzbiopsie des Brusttumors (siehe Seite 37). Gleichzeitig wird manchmal ein winzig kleiner Markierungsclip eingesetzt. Der markierte Lymphknoten wird manchmal als „Target-Lymphknoten“ bezeichnet.

Schutz vor Lymphödem

Ein Lymphstau kann sich auch erst Jahre nach Entfernung der Lymphknoten bilden. Auslöser kann schon eine kleine Entzündung an der Hand sein. Das Risiko lässt sich verringern, indem Sie den Arm der operierten Seite möglichst vor Verletzungen schützen. An diesem Arm sollten daher keine Blutentnahmen durchgeführt und keine Zugänge gelegt werden. Wenn Sie eine Tätigkeit ausüben, bei der Sie sich verletzen könnten, z. B. Gartenarbeit, tragen Sie am besten Handschuhe. Lassen Sie Verletzungen oder Beschwerden an der Hand und am Arm der operierten Seite immer zeitnah ärztlich abklären.

Strahlentherapie

Die Strahlentherapie dient dazu, nach einer Operation noch vorhandene Krebszellen zu zerstören und so einem Rückfall vorzubeugen. Viele Patientinnen machen sich Sorgen wegen möglicher Nebenwirkungen. Doch in den letzten Jahren ist die Strahlentherapie deutlich schonender und gleichzeitig effektiver geworden.

Schonender und effektiver als früher

Nach einer brusterhaltenden Operation gehört die Bestrahlung für die meisten Frauen zum Standard. Wir wissen, dass die Kombination beider Behandlungen – Operation und Strahlentherapie – sehr effektiv ist. Die Nachbestrahlung ist notwendig, weil auch nach der vollständigen Entfernung des Tumors noch mikroskopisch kleine Absiedelungen im Gewebe zurückbleiben können. Die Strahlen zerstören diese und verhindern so, dass sich an derselben Stelle erneut ein Tumor entwickelt.

Heutzutage lässt sich gut bestimmen, welche Stellen mit welcher Intensität bestrahlt werden müssen. Neue Bestrahlungsverfahren integrieren sogar künstliche Intelligenz: Die Technologie ermöglicht u. a. eine kontinuierliche Anpassung an Veränderungen der Lage und Größe von Organen. Dies führt zu einer noch genaueren Bestrahlung und erweist sich somit als effektiver, während gleichzeitig die Belastung des gesunden Gewebes wie Herz oder Lunge reduziert wird.

Eine Strahlentherapie wird ebenfalls empfohlen, wenn bei der Operation nicht das gesamte Tumorgewebe entfernt werden konnte oder wenn mehrere Lymphknoten in der Achselhöhle befallen sind. Bestrahlt wird in der Regel auch, wenn die Brust entfernt wurde und ein besonders ausgedehnter Tumor vorlag.

Verkürzte Bestrahlungszeit ist oft entlastend

Die Strahlentherapie kann beginnen, sobald die Operationswunde verheilt ist – dies ist in der Regel nach einem Zeitraum von etwa sechs bis acht Wochen der Fall. Ist nach der Operation eine Chemotherapie geplant, beginnt die Bestrahlung meist erst danach. Die Strahlentherapie findet üblicherweise ambulant statt. Das heißt: Sie kommen für die Therapie in eine Einrichtung wie

ein Brustzentrum oder eine spezialisierte strahlentherapeutische Praxis.
Die Fahrtkosten zur Behandlung können von der Krankenkasse übernommen werden. Hierfür erhalten Sie entweder ein ärztliches Rezept oder ein entsprechendes Formular von der Einrichtung, das Sie bei der Krankenkasse einreichen können. Die Kasse übernimmt jedoch nicht die vollen Kosten, sondern Sie müssen zehn Prozent des Fahrpreises, maximal jedoch zehn Euro, als Eigenbeteiligung zahlen. In der Regel werden nur die Fahrtkosten zur nächstgelegenen Einrichtung erstattet.
Eine der wichtigsten Änderungen der vergangenen Jahre ist die Verkürzung der Behandlungszeit. Derzeit dauert die Strahlentherapie drei bis vier Wochen. Früher waren es fünf bis sieben Wochen. Studien haben gezeigt, dass diese verkürzte Bestrahlungsdauer mit etwas höheren Einzeldosen genauso gut abschneidet wie eine längere Behandlung mit niedrigeren Tagesdosen. Ein kürzeres Schema birgt kein erhöhtes Risiko für Nebenwirkungen. Im Gegenteil: Es erweist sich für die meisten Frauen als entlastend.
Bei den meisten Patientinnen wird die gesamte Brust bestrahlt. Bei Frauen mit kleinem, wenig aggressivem Brustkrebs werden vermehrt eingeschränkte Bestrahlungen wie die Teilbrustbestrah-

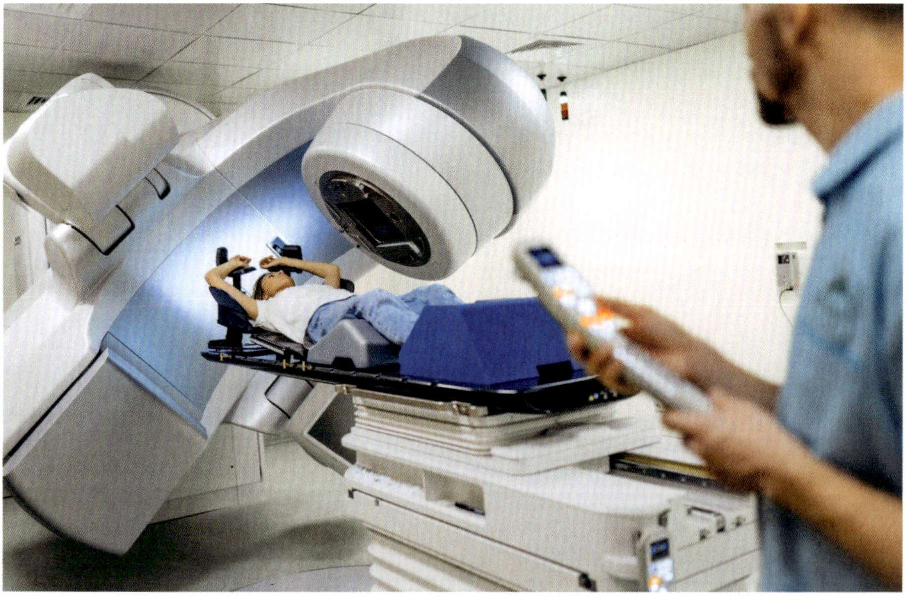

lung eingesetzt. Dabei wird nur der Bereich der Brust bestrahlt, in dem sich der Tumor befand.
Mittlerweile ist in ausgewählten Situationen auch ein Verzicht auf eine Bestrahlung nach der brusterhaltenden Operation möglich. Diese Entscheidung berücksichtigt unter anderem das Alter der Patientin und wird stets individuell besprochen.

Wie eine Bestrahlung abläuft

Bevor die Strahlentherapie beginnt, wird ein individueller Behandlungsplan erstellt. Dabei wird festgelegt, welcher Bereich wie oft und mit welcher Strahlendosis bestrahlt werden soll. Auf die Haut werden kleine Markierungen mit einem wasserfesten Stift eingezeichnet, die der exakten Positionierung während der Bestrahlung dienen. Diese sollten daher nicht verändert oder abgewaschen werden. Keine Sorge, eine normale Körperpflege ist natürlich weiterhin möglich. Meistens werden die Markierungen mit einem durchsichtigen Duschpflaster abgeklebt, sodass sie beim Duschen und Waschen erhalten bleiben.
Bestrahlt wird in der Regel an fünf Tagen pro Woche, jeweils von Montag bis Freitag. Dafür liegen Sie auf einem Behandlungstisch und werden so gelagert, dass Sie während der Bestrahlung ganz bequem liegen können. Eine einzelne Sitzung dauert nur etwa 15 Minuten, wobei die eigentliche Bestrahlung nur wenige Minuten in Anspruch nimmt. Die übrige Zeit benötigt das Team, um das Gerät auszurichten und zu steuern.

Hautpflege während Strahlentherapie

Das hilft, wenn die Haut trocken wird, sich rötet oder juckt:

- Eine kühlende, rückfettende Creme verwenden
- Zwei- bis dreimal täglich dünn eine Salbe mit Dexpanthenol auftragen
- Mildes Duschgel verwenden
- Auf Parfums und Deosprays verzichten
- Direkte Sonneneinstrahlung meiden
- Auf langes Duschen, Baden, Schwimmen, Sauna und Rasur (Achselhöhle) verzichten

Nebenwirkungen der Strahlentherapie

Die Bestrahlung an sich ist schmerzfrei. Sie werden sie nicht spüren. Allerdings können nach der Strahlentherapie Hautreizungen auftreten. Sie ähneln einem leichten Sonnenbrand und zeigen sich oft während oder kurz nach der mehrwöchigen Behandlung. Diese Reaktionen klingen innerhalb weniger Wochen von selbst ab. Die Haut kann außerdem trocken und schuppig werden. In seltenen Fällen bilden sich Schwellungen oder offene Stellen. Manchmal bleibt die Haut in einem Bereich etwas dunkler.

Viele Patientinnen berichten, dass ihre Brust während der Therapie auch empfindlicher gegenüber mechanischen Reizen ist, beispielsweise wenn sie sich nach dem Duschen mit einem Handtuch abreiben oder zur Hautpflege eine Bürste verwenden. Versuchen Sie am besten alles zu vermeiden, was die Haut zusätzlich stresst. Auch enge Kleidung, BHs mit schmalen Trägern oder Kleidung aus Kunstfasern können oft als unangenehm empfunden werden.

Weitere Nebenwirkungen können Müdigkeit, Appetitlosigkeit und leichte Übelkeit sein. In sehr seltenen Fällen kann es auch zu Entzündungen der Lunge, der Atemwege oder der Speiseröhre kommen. Diese verlaufen in der Regel mild und lassen sich gut behandeln.

Langzeitfolgen der Strahlentherapie sind selten. Häufig handelt es sich um Hautveränderungen. Meist wird die Haut durch die Bestrahlung empfindlicher – besonders gegenüber Sonnenstrahlung. Es ist daher wichtig, dass Sie auf einen guten Sonnenschutz achten. Zudem kann sich das Brustgewebe nach der Bestrahlung etwas härter oder straffer anfühlen.

Bei Patientinnen mit linksseitigem Brustkrebs hat man früher eine erhöhte Rate an Herzproblemen beobachtet. Dieses Risiko ist allerdings bei Frauen, die nach 1990 behandelt wurden, nicht mehr nachweisbar. Auch eine unbeabsichtigte Mitbestrahlung des Herzens kann heute durch moderne Techniken vermieden werden.

Das sogenannte Atemgating ist solch ein innovatives Verfahren. Dabei wird die Bestrahlung mit dem Atemzyklus synchronisiert. Bestrahlt wird nur dann, wenn die Brust durch das Einatmen am weitesten vom Herzen entfernt ist. So wird die Strahlenbelastung für das gesunde Gewebe verringert. Gerade wenn der Brustkrebs so liegt, dass das Herz einer Strahlenbelastung ausgesetzt ist, kann dieses Verfahren angeboten werden. Es braucht jedoch spezielle Geräte dafür, die nicht in allen Strahlentherapieeinrichtungen verfügbar sind.

Falls Sie rauchen, wird Ihre Ärztin oder Ihr Arzt Ihnen zum Rauchverzicht raten. Bei Patientinnen, die rauchen, wirkt die Bestrahlung oft weniger gut. Dies hängt unmittelbar damit zusammen, dass das Rauchen zu einer Verengung der Blutgefäße führt und der Körper dadurch schlechter durchblutet wird. Außerdem erhöht Nikotinkonsum das Risiko für Nebenwirkungen und Langzeitfolgen. Insbesondere das Risiko für Lungenkrebs ist dadurch erhöht.

Chemotherapie

Neben der Operation und der Bestrahlung zählt die Chemotherapie zu den wesentlichen Säulen in der Behandlung von Brustkrebs. Sie wirkt auf den gesamten Körper und kann Krebszellen erreichen, die den Tumor bereits verlassen haben. Ablauf und Dauer der Therapie können variieren.

So gut wie jede Brustkrebspatientin erhält heute eine systemische Therapie. Denn wir wissen inzwischen, dass invasiver Brustkrebs nicht nur eine lokale Erkrankung ist. Das bedeutet, die Krebszellen sind nicht auf die Brust beschränkt, sondern können sich im gesamten Körper ausbreiten. Deshalb muss auch die Therapie auf den gesamten Körper wirken. Bei der systemischen Therapie, auch Systemtherapie genannt, werden Medikamente eingesetzt, die entweder in Tablettenform oder als Infusion bzw. Spritze verabreicht werden.

Welche Systemtherapie wird wann empfohlen?

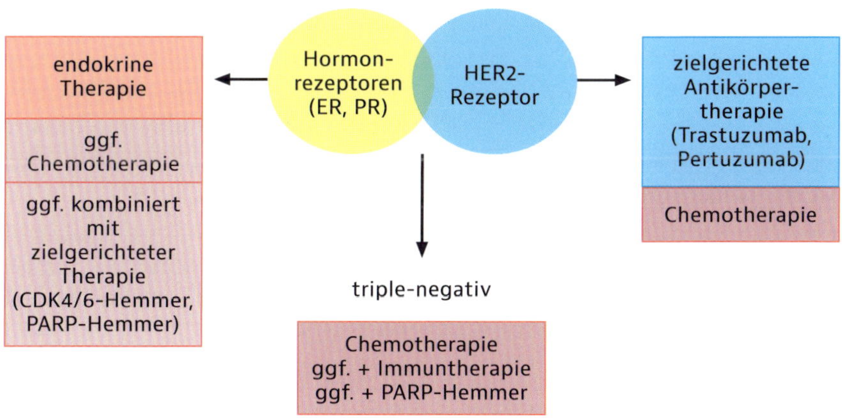

Welche Systemtherapie empfohlen wird, hängt vor allem von den Eigenschaften des Tumors ab. Wenn der Tumor Hormonrezeptoren enthält, wird eine antihormonelle (endokrine) Behandlung empfohlen (siehe Kapitel „Endokrine Therapie", ab Seite 86). In Abhängigkeit vom Rückfallrisiko kann zusätzlich eine weitere Tablettentherapie oder eine Chemotherapie erforderlich sein. Weisen die Krebszellen viele HER2-Rezeptoren auf, hilft eine Kombination aus Chemotherapie und zielgerichteter Therapie gegen HER2 (siehe Kapitel „Zielgerichtete Therapie", ab Seite 85). Ist der Tumor triple-negativ – das heißt, er besitzt weder Hormonrezeptoren noch HER2-Rezeptoren –, ist die Chemotherapie die wichtigste Behandlung. Diese kann durch eine Immuntherapie (siehe Seite 89) ergänzt werden.

Der richtige Zeitpunkt für die Chemotherapie

Die bei der Chemotherapie eingesetzten Medikamente (Zytostatika) werden in der Regel als Infusion verabreicht, seltener in Tablettenform. Zytostatika greifen in den Teilungsprozess von Zellen ein. Sie behindern die Zellteilung, sodass die Zellen absterben. Zytostatika wirken vor allem auf sich schnell teilende Zellen – dazu gehören auch Krebszellen, die sich rasch vermehren.

Früher erfolgte die Chemotherapie in der Regel nach der Brustoperation. Diese sogenannte adjuvante Chemotherapie soll verhindern, dass sich nach der Operation noch im Körper verbliebene Krebszellen vermehren und einen neuen Tumor bilden. Heute findet die Chemotherapie häufig vor der Brustoperation statt, was man neoadjuvante Chemotherapie nennt.

Vielleicht fragen Sie sich, welche Vorteile diese Reihenfolge hat. Diese sind vielfältig:

Schonendere Operation: Die neoadjuvante Therapie verkleinert den Tumor, sodass die Brust häufiger erhalten werden kann und der Eingriff insgesamt weniger belastend ist.

Bessere Operabilität: Besonders bei großen Tumoren kann die Entfernung schwierig sein. Durch die neoadjuvante Chemotherapie schrumpft der Tumor so weit, dass die Chirurgin oder der Chirurg ihn gut entfernen kann.

Weniger Lymphknotenentfernung: Da die Chemotherapie nicht nur Krebszellen in der Brust, sondern auch in den Lymphknoten zerstört, müssen weniger Lymphknoten aus den Achselhöhlen entfernt werden.

Darüber hinaus ist das Ansprechen auf die neoadjuvante Chemotherapie eine wichtige Information, die hilft, die passende Behandlung für die Zeit nach der OP auszuwählen. Ist der Tumor durch die Behandlung komplett verschwunden, bezeichnen wir das als „pathologische Komplettremission" (pCR). In diesem

Adjuvante vs. neoadjuvante Chemotherapie

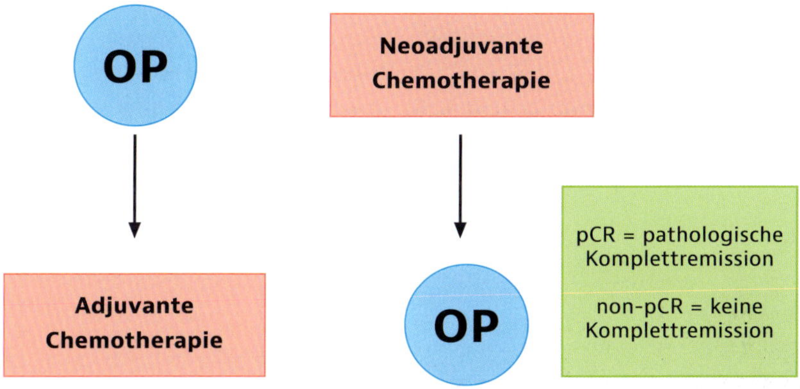

Fall kann die Behandlung nach der Operation schonender erfolgen, weil die Heilungschancen sehr gut sind. Bleibt hingegen noch ein Tumorrest vorhanden (non-pCR), wissen wir, dass die Patientin von einer zusätzlichen Therapie nach der Operation profitiert. Diese Behandlung wird auch als „post-neoadjuvant" bezeichnet.

Ob Sie eine Chemotherapie erhalten und zu welchem Zeitpunkt diese in Ihrem individuellen Therapieplan vorgesehen ist, hängt von verschiedenen Kriterien ab. Besonders entscheidend sind dabei die biochemischen Eigenschaften Ihres Tumors, zum Beispiel die Hormonrezeptoren und der HER2-Status.

Eine Chemotherapie kann mit einer anderen systemischen Therapie kombiniert werden, wenn der Tumor bestimmte Eigenschaften besitzt, wie zum Beispiel HER2-Rezeptoren. Dies verdeutlicht, wie komplex und vielfältig die Therapie von Brustkrebs heute ist. Die Patientinnen profitieren davon, da sie die für ihre Krebserkrankung passenden Therapien erhalten und somit das gesamte Potenzial der Behandlung ausschöpfen können.

Wie eine Chemotherapie abläuft

Wenn Ihre Ärztin oder Ihr Arzt eine Chemotherapie empfiehlt, wird im Therapieplan ein Schema festgelegt, das die

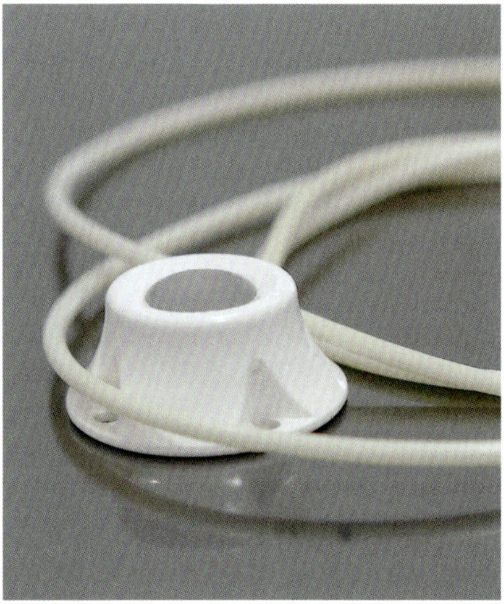

Chemotherapiezyklen und die Zytostatika bestimmt.

Zu einem Therapiezyklus gehört immer eine Behandlungsphase und eine Pause. Die Behandlungsphase dauert üblicherweise einen Tag, kann aber auch mehrere Tage umfassen. Ein häufiges Schema beinhaltet beispielsweise sechs Zyklen, die jeweils drei Wochen dauern. Die Medikamente werden aber nur am ersten Tag des Zyklus verabreicht.

Bei einigen Substanzen haben Studien gezeigt, dass die Behandlung wirksamer ist, wenn die Abstände zwischen den Therapiegaben kürzer sind. Man spricht dann von einer „dosisdichten" Behandlung. Allerdings sind die Pausen und Ruhephasen auch wichtig, damit sich die gesunden Zellen erholen können.

Das Team der Tumorkonferenz wird die für Sie wirksamste Medikation auswählen. Dabei kann es sich um ein einzelnes Zytostatikum oder eine Kombination mehrerer Zytostatika handeln. Bewährte Medikamente sind:

- Taxane (Paclitaxel oder Docetaxel)
- Anthrazykline (Epirubicin oder Doxorubicin)
- Cyclophosphamid
- Carboplatin

Durch die Kombination mehrerer Substanzen lässt sich oft eine bessere Wirksamkeit erreichen und die Entstehung von Resistenzen vermeiden.

Für die Chemotherapie kommen Sie in der Regel in die Klinik, das Brustzentrum oder eine spezialisierte ärztliche Praxis. Die Medikamente erhalten Sie entweder über eine Infusion in die Vene, als Spritze oder in Tablettenform. Die Wirkstoffe breiten sich über den Blutkreislauf im gesamten Körper aus.

Da die Behandlung bei Brustkrebs meist mehrere Wochen oder Monate dauert, ist es ratsam, einen sogenannten Port (siehe Bild) anzulegen. Dieser wird bei einer kleinen Operation eingesetzt, sodass ein dünner Schlauch mit einer Vene verbunden ist. Dieser Eingriff findet meist unter örtlicher Betäubung statt. Über den Port kann jederzeit die Infusion gegeben werden, ohne dass für jede Behandlung ein neuer Venenstich nötig ist. Dadurch sinkt auch das Risiko, dass das toxische Medikament verse-

hentlich aus der Vene austritt, in das umliegende Gewebe gelangt und dort Schäden verursacht.
Während der Therapie werden Sie von Ihrem Behandlungsteam engmaschig begleitet und es finden regelmäßig Kontrollen statt. So wird beispielsweise durch Blutuntersuchungen oder bildgebende Verfahren geprüft, ob die Chemotherapie anschlägt. Falls nicht, kann der Therapieplan verändert werden. Auch wenn starke Nebenwirkungen auf-

Mythos: Chemo ist Gift, Natur ist harmlos

Immer wieder fragen Patientinnen, ob es anstelle der Chemotherapeutika nicht auch wirksame Mittel aus der Natur gibt. Der Glaube und die Hoffnung, dass diese sanfter für den Körper seien, hält sich hartnäckig. Dabei haben viele Arzneien, die wir heute in der Behandlung einsetzen, ebenfalls ihren Ursprung in der Natur. So stammen die häufig verwendeten Taxane von der Eibe. Das am häufigsten verwendete Taxan, Paclitaxel, wurde ursprünglich aus der Rinde der Pazifischen Eibe gewonnen. Heute werden diese Medikamente jedoch synthetisch hergestellt. Das hat verschiedene Vorteile: Zum einen kann mehr Wirkstoff produziert werden. Zum anderen ist dieser bereinigt, das heißt, er enthält keine weiteren Wirkstoffe, die eine unerwünschte Wirkung haben könnten.

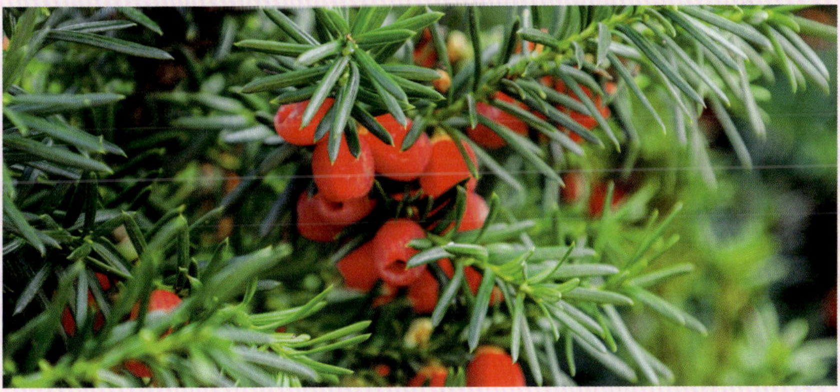

treten, wird Ihre Ärztin oder Ihr Arzt vom ursprünglichen Plan abweichen.

Übelkeit als Nebenwirkung der Chemotherapie

Eine Chemotherapie greift in den gesamten Körper ein. Die Zytostatika wirken effektiv gegen die Tumorzellen – doch sie wirken auch auf andere sich schnell teilende Zellen, zum Beispiel Zellen des Knochenmarks, der Haarwurzeln sowie der Magen- und Darmschleimhaut.

Eine der belastendsten und am meisten gefürchteten Nebenwirkungen einer Chemotherapie sind Übelkeit und Erbrechen. Diese können innerhalb der ersten 24 Stunden nach Beginn der Therapie auftreten oder erst später einsetzen und mehrere Tage nach der Medikamentengabe anhalten. Häufig tragen äußere Faktoren wie Gerüche oder Geschmäcker zur Entstehung von Übelkeit bei. Auch psychische Faktoren wie Angst und Anspannung können eine Rolle spielen – besonders bei Patientinnen, die generell eher ängstlich sind oder leicht zu Übelkeit neigen, beispielsweise auf Reisen oder während vorheriger Schwangerschaften.

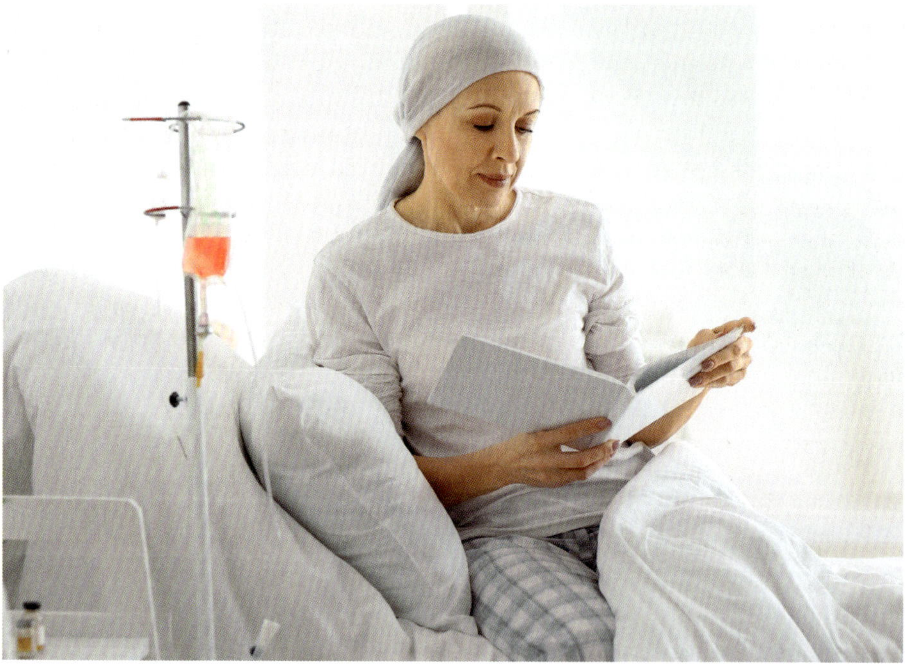

Früher hat die Übelkeit oft die Dosierung der Chemotherapeutika eingeschränkt. Mittlerweile gibt es moderne Medikamente, sogenannte Antiemetika, die die Übelkeit und den Brechreiz wirksam unterdrücken können. Diese Arzneien werden bereits vor der Chemotherapie eingenommen. Es kann also sein, dass Ihre Ärztin oder Ihr Arzt Ihnen schon vor der Chemotherapie eine Infusion mit einem Antiemetikum verabreicht oder Ihnen eine Tablette empfiehlt. Meiner Erfahrung nach ist eine gute Prophylaxe das A und O. Viele Frauen erleben die Chemotherapie dadurch sogar ohne jegliche Anzeichen von Übelkeit.
Falls trotz aller Vorkehrungen Übelkeit und Brechreiz auftreten, können die Medikamente neu dosiert oder durch zusätzliche Arzneimittel ergänzt werden. Manchen Frauen hilft es, wenn sie während der Chemotherapie therapeutische Unterstützung durch eine Psychoonkologin oder einen Psychoonkologen erhalten. Denn auch Faktoren wie Angst können die Beschwerden verstärken.

Vorübergehender Haarausfall durch Chemotherapie

Während einer Chemotherapie kann es dazu kommen, dass die Haare zunehmend dünner werden und schließlich ausfallen. Der Haarausfall, in der medizinischen Fachsprache als Alopezie bezeichnet, ist eine häufige Nebenwirkung und stellt für viele Patientinnen eine enorme psychische Belastung dar. Der Haarausfall betrifft typischerweise die Haare, die sich in der Wachstumsphase befinden. Er beginnt ein bis drei Wochen nach dem Start der Therapie. Im weiteren Verlauf der Chemotherapie können auch die Gesichts- und Schamhaare ausfallen. Sie brauchen keine Sorge haben, dass der Haarausfall dauerhaft bleibt. Nach Abschluss der Chemotherapie wachsen die Haare wieder nach, meist schon wenige Wochen nach der letzten Medikamentengabe. Das nachwachsende Haar kann sich jedoch in Farbe (heller oder dunkler) oder Struktur (lockiger) vom ursprünglichen Haar unterscheiden.
Der Haarverlust ist nicht gefährlich, aber stellt verständlicherweise oft eine emotionale Belastung dar. Leider gibt es bislang kein Medikament, das dieser Begleiterscheinung entgegenwirken kann. Ob es zum Haarausfall kommt, hängt unter anderem davon ab, wie viele Medikamente Sie einnehmen, wie hoch die Dosierung ist und wie die Medikamente verabreicht werden. Auch individuelle Risikofaktoren wie höheres Lebensalter, Stoffwechselstörungen oder eine vorangegangene Bestrahlung der Kopfhaut können eine Rolle spielen. Eine Möglichkeit, den Haarausfall zu reduzieren, ist die sogenannte Kopfhautkühlung. Dabei tragen die Patien-

tinnen während der Infusion eine Silikonkappe auf dem feuchten Haar, die mit einem Kühlungsgerät verbunden ist. Die niedrige Temperatur reduziert die Durchblutung sowie die biochemische Aktivität der Kopfhaut und macht die Haarfollikel weniger anfällig für eine Schädigung durch das Zytostatikum.
Die Methode bietet jedoch keine Garantie: Es kann trotzdem zu einem teilweisen oder vollständigen Haarverlust kommen. Einen Versuch ist es aber durchaus wert. Die Patientinnen vertragen die Kopfhautkühlung in der Regel gut. Mögliche Nebenwirkungen sind Frösteln sowie Kopf- und Nackenschmerzen. Wichtig zu beachten ist, dass für die Kopfhautkühlung zusätzliche Zeit eingeplant werden muss: etwa 30 bis 45 Minuten für das Vorkühlen und – je nach Zytostatikum – bis zu 90 Minuten für das Nachkühlen.
Manche Frauen möchten während der Phase des Haarverlusts lieber eine Perücke tragen. Ihre Ärztin oder Ihr Arzt kann Ihnen vor Beginn der Therapie ein entsprechendes Rezept ausstellen. Dieses Rezept können Sie bei einem Zweithaarspezialisten einlösen und sich dort umfassend beraten lassen.
Ich empfehle Ihnen, sich möglichst frühzeitig zu informieren, da es verschiedene Modelle gibt und die Anfertigung einer maßgefertigten Perücke mehrere Wochen dauern kann. Fragen Sie außerdem vorab bei Ihrer Krankenkasse nach, ob das Perückenstudio bei Ihrer Kasse gelistet ist und mit dieser abrechnen darf. Viele Krankenkassen übernehmen nicht die vollständigen Kosten, sondern nur die für eine Kunsthaarperücke. Für eine Echthaarperücke müssen Sie in der Regel zuzahlen.
Frauen gehen mit dem Haarverlust unterschiedlich um: Während die einen komplett auf eine Kopfbedeckung verzichten, verwenden andere gerne eine Perücke oder einen Turban.

Weitere häufige Nebenwirkungen

Während einer Chemotherapie können sich noch weitere Nebenwirkungen zeigen. Die Zytostatika beeinflussen auch das Knochenmark und die Bildung weißer und roter Blutkörperchen. Wenn zu wenige rote Blutkörperchen gebildet

Ein Zweithaarstudio finden

In einem Zweithaarstudio können Sie sich umfassend beraten lassen. Sie erhalten dort auch Tipps zur Pflege der Perücke. Hier finden Sie eine deutschlandweite Online-Suche nach einem Perückenstudio vor Ort: www.staerkergegenkrebs.de/peruecken

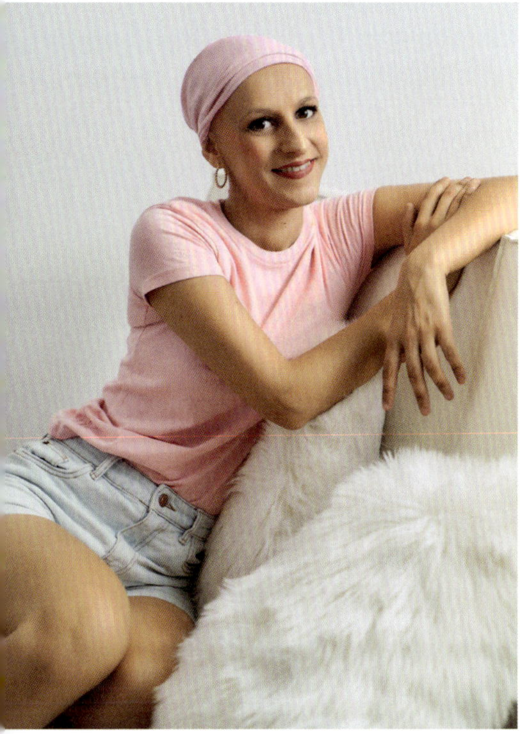

werden, kann es zu Blutarmut (Anämie) kommen. Das kann dazu führen, dass Sie sich sehr schwach und wenig belastbar fühlen. Eine geringe Produktion weißer Blutkörperchen führt hingegen zu einem geschwächten Immunsystem, sodass Sie anfälliger für Infektionen sind. Ihnen wird daher regelmäßig Blut abgenommen, um Ihre Blutwerte zu kontrollieren.

Um Infektionen vorzubeugen, sollten Sie auf regelmäßiges Händewaschen achten und sich schützen, wenn eine Person in Ihrer Umgebung eine ansteckende Krankheit wie eine Erkältung hat. Abgesehen davon sind bei den Chemotherapien, die bei Brustkrebs eingesetzt werden, Treffen mit anderen Menschen oder Aktivitäten wie ein Theaterbesuch möglich – vorausgesetzt, Ihre Laborwerte sind in Ordnung.

Eine andere häufige Nebenwirkung ist die periphere Neuropathie, auch Chemotherapie-induzierte periphere Neuropathie (CIPN) genannt. Dabei handelt es sich um Nervenschädigungen in Armen und Beinen, die sich als Kribbeln, Taubheitsgefühle, Schmerzen und Muskelschwäche äußern können. Bestimmte Faktoren erhöhen das Risiko für eine Nervenschädigung, wie etwa Diabetes, Vitaminmangel oder Adipositas. Das Risiko für eine CIPN lässt sich durch ein Funktionstraining oder eine Bewegungstherapie während der Chemotherapie verringern. Vorbeugend können zudem Kompressionshandschuhe oder -strümpfe sowie die Kühlung von Händen und Füßen hilfreich sein.

Durch die Chemotherapie entwickeln Patientinnen manchmal auch einen Hautausschlag. Dieser sogenannte Chemo-Rash zeigt sich oft wenige Tage nach Beginn der Behandlung. Der Ausschlag ist knotig-fleckig und kann Akne ähneln. Ihre Ärztin oder Ihr Arzt kann Ihnen zur Behandlung bestimmte Mittel verschreiben (Steroide in Form von Cremes oder Antihistaminika).

Des Weiteren ist eine typische Nebenwirkung bestimmter Chemotherapie-Medikamente das sogenannte Hand-Fuß-Syndrom. Dabei röten, jucken oder schuppen sich die Innenflächen der Hände und Fußsohlen. Auch Schwellungen und Blasenbildung sind möglich. Das Hand-Fuß-Syndrom kann unter anderem bei folgenden Medikamenten auftreten: Capecitabin, Docetaxel und pegyliertes liposomales Doxorubicin (Caelyx). Es ist zwar nicht bedrohlich, kann jedoch mit erheblichen Schmerzen einhergehen und in manchen Fällen dazu führen, dass die Chemotherapie unterbrochen werden muss. Bei Schmerzen können entsprechende Haut- oder Schmerzmittel helfen. Die Beschwerden klingen in der Regel innerhalb weniger Wochen nach Ende der Therapie wieder ab. Folgende Maßnahmen können vorbeugend helfen:

- Vorerkrankungen wie Fußpilz oder Wunden vor der Chemotherapie behandeln lassen
- Reibung und Druck auf Füße und Hände möglichst vermeiden
- Sehr warme Temperaturen meiden und besser mit lauwarmem statt heißem Wasser duschen oder waschen
- Milde, feuchtigkeitsspendende Produkte ohne Alkohol für die Hautreinigung und -pflege verwenden
- Hände und Füße täglich mehrmals eincremen; am besten mit einer Creme, die fünf bis zehn Prozent Harnstoff (Urea) enthält
- Bequeme Kleidung und Schuhe tragen, die keine Druckstellen verursachen
- Bei Rötungen oder Schwellungen die Hände und Füße mit einem Coolpack kühlen (Eis nicht direkt auf die Haut legen)

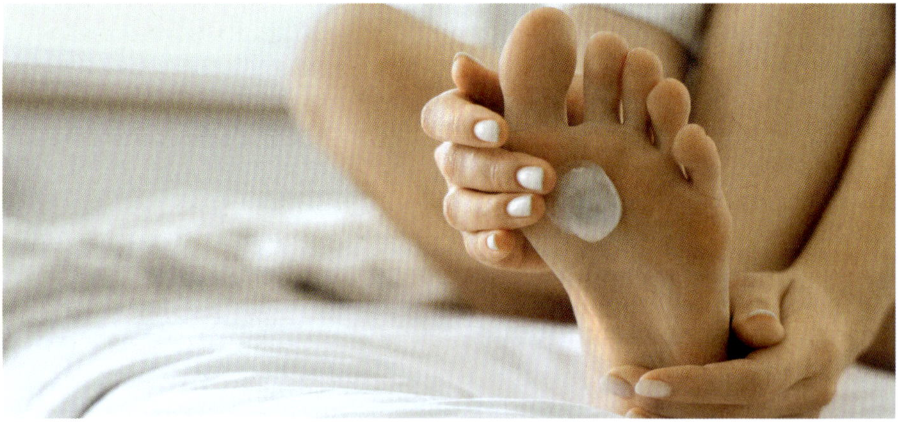

Endokrine Therapie

Eine endokrine Therapie kommt infrage, wenn der Tumor hormonsensibel ist. Die gezielte Gabe von Antihormonen kann das Wachstum der Krebszellen stoppen. Dabei erfolgt die Behandlung meist über mehrere Jahre.

Welche Therapieformen zur Verfügung stehen

Wie wir heute wissen, wird das Wachstum der meisten Brustkrebstumore durch Hormone beeinflusst. Vor allem die Hormone Östrogen und Progesteron fördern dieses Wachstum. Durch eine gezielte Gabe von Wirkstoffen kann die Ausschüttung dieser Hormone verhindert werden – wodurch das Wachstum des Tumors gestoppt oder verlangsamt wird. Da es sich dabei um sogenannte Antihormone handelt, wird diese Behandlung auch Anti-Hormontherapie genannt.

Die endokrine Therapie kommt für alle Patientinnen mit Hormonrezeptor-positivem invasivem Brustkrebs infrage und wird in der Regel auch allen empfohlen. Beim nicht-invasiven Brustkrebs (DCIS) wird individuell besprochen, ob eine endokrine Therapie sinnvoll sein kann. Ob der Tumor tatsächlich Hormonrezeptoren enthält, lässt sich anhand der Gewebeproben feststellen. Im Befund wird dies durch die Abkürzungen „ER+" (Östrogenrezeptor-positiv) oder „PR+" (Progesteronrezeptor-positiv) dargestellt.

Es gibt verschiedene Formen der endokrinen Therapie:

Behandlung mit Tamoxifen („Antiöstrogen"): Das Medikament Tamoxifen bindet sich an die Östrogenrezeptoren in der Krebszelle und verhindert so, dass die Krebszellen auf Östrogen reagieren und wachsen können.

Behandlung mit Aromatasehemmern (Letrozol, Anastrozol oder Exemestan): Das Enzym Aromatase wandelt im Körper andere Hormone in Östrogen um. Durch die Gabe von Aromatasehemmern kann dieser Prozess beeinflusst werden. Die Hemmer reduzieren den Östrogengehalt, wodurch das Tumorwachstum gehemmt wird.

Behandlung mit GnRH-Agonisten: Dieser Wirkstoff wird nur in Kombination mit Tamoxifen oder Aromatasehemmern und nur bei Frauen, die noch vor den Wechseljahren (Menopause) stehen, gegeben. Diese Medikamente unterdrü-

cken die Ausschüttung bestimmter weiblicher Geschlechtshormone in den Eierstöcken und beeinflussen so den weiblichen Zyklus. Der Körper stoppt die Produktion von Östrogen, sodass die Krebszellen nicht mehr zum Wachsen angeregt werden. Es wird somit eine vorübergehende Menopause erzielt.
Welche endokrine Therapie infrage kommt, hängt von verschiedenen Faktoren ab. Eine wichtige Rolle spielt dabei, ob die Patientin die Wechseljahre bereits hinter sich hat oder nicht. Vor den Wechseljahren wird in der Regel zu einer Therapie mit Tamoxifen oder zu einer Kombination aus GnRH-Agonisten und Tamoxifen oder Aromatasehemmer geraten. Nach den Wechseljahren (Postmenopause) können sowohl Tamoxifen als auch Aromatasehemmer allein gegeben werden.
Auf keinen Fall dürfen Aromatasehemmer als alleinige Therapie bei Frauen vor der Menopause angewendet werden, da sie zu einer vermehrten Ausschüttung der weiblichen Geschlechtshormone FSH und LH führen. Diese Hormone stimulieren die Eierstöcke, wodurch mehr Östrogen produziert wird. Deshalb ist bei Frauen vor der Menopause immer eine Kombination mit GnRH-Agonisten notwendig, wenn Aromatasehemmer zum Einsatz kommen. Die GnRH-Agonisten unterdrücken die Funktion der Eierstöcke und versetzen die Frau vorübergehend in die Wechseljahre.
Nach Ende der endokrinen Therapie stellt sich der Zyklus oft wieder ein. Es kann jedoch etwas dauern und bei manchen Frauen kehrt der Zyklus auch nicht zurück. Dies ist häufig dann der Fall, wenn zusätzlich eine Chemotherapie stattgefunden hat oder die Patientin bereits älter ist und sich nahe an den natürlichen Wechseljahren befindet.

Wie eine endokrine Therapie abläuft

Die endokrine Therapie wird oft als adjuvante Therapie eingesetzt, also nach der Operation, um das Risiko eines Rückfalls zu senken. Wenn zusätzlich eine Chemotherapie geplant ist, findet die endokrine Therapie erst im Anschluss statt. Bei ausgeprägten Vorerkrankungen kann eine endokrine Therapie manchmal auch ohne Operation eingesetzt werden, wenn der Eingriff zu belastend für die Patientin wäre. Das ist jedoch die Ausnahme.
Bei der endokrinen Therapie handelt es sich um eine Langzeitbehandlung. Die Standarddauer beträgt fünf Jahre. Bei erhöhtem Rückfallrisiko dauert die Therapie bei Frauen nach den Wechseljahren sieben bis acht Jahre, bei Frauen vor den Wechseljahren kann sie bis zu zehn Jahre dauern.
Die Anwendung von Tamoxifen ist recht simpel: Sie nehmen einmal täglich, morgens oder abends, eine Tablette ein.
Auch Aromatasehemmer werden einmal täglich in Tablettenform eingenommen.

Die GnRH-Agonisten werden mittels einer Spritze unter die Haut verabreicht. Diese Injektionen müssen regelmäßig erfolgen, abhängig vom jeweiligen Präparat entweder einmal alle vier Wochen oder einmal alle drei Monate.

Nebenwirkungen der endokrinen Therapie

Je nachdem, welche endokrine Therapie Sie erhalten, können verschiedene Nebenwirkungen auftreten. Häufige Beschwerden unter der Einnahme von Tamoxifen sind wechseljahresähnliche Symptome wie Hitzewallungen, Schweißausbrüche, Schlafbeschwerden, Gelenkschmerzen oder trockene Schleimhäute. Die Verringerung des Östrogens kann zu weniger sexueller Lust führen.
Darüber hinaus kann Tamoxifen das Risiko für Thrombosen erhöhen. Auch eine leichte Erhöhung des Risikos für Gebärmutterkrebs ist möglich – deswegen sollte jede Blutung nach den Wechseljahren immer ärztlich abgeklärt werden. Tamoxifen kann zudem zu Sehstörungen führen. Während der Einnahme sollten daher Augenprobleme immer abgeklärt werden.
Bei der Einnahme von Aromatasehemmern berichten Patientinnen häufig über Knochen- und Gelenkschmerzen, insbesondere in den ersten Monaten der Behandlung. Zudem ist mit einer Verminderung der Knochendichte zu rechnen, was das Risiko für Osteoporose und Knochenbrüche erhöht. Regelmäßige Knochendichtemessungen können hier Aufschluss geben.
Bei niedriger Knochendichte kann der vorbeugende Einsatz von knochenschützenden Medikamenten wie Bisphosphonaten oder dem Antikörper Denosumab sinnvoll sein. Regelmäßige sportliche Aktivität und eine Ernährung mit ausreichend Kalzium (1000 bis 1500 mg pro Tag) und Vitamin D (800 bis 2000 Einheiten pro Tag) können ebenfalls einer Osteoporose vorbeugen. Ebenfalls vorbeugend wirkt der Verzicht auf Nikotin.

Gelenkschmerzen lindern

Bei Gelenkschmerzen unter Aromatasehemmern kann Akupunktur helfen – dies wurde bereits in mehreren Studien belegt. Manche Patientinnen berichten außerdem über eine Linderung der Symptome durch Aromatherapie. In der Komplementärmedizin haben sich auch Aconit-Öl und Solum-Öl bewährt, die direkt auf die schmerzenden Stellen aufgetragen werden.

Zielgerichtete Therapie

Ergänzend können zielgerichtete Therapien angewendet werden. Diese zählen zu den wichtigsten Entwicklungen in der Brustkrebsbehandlung. Sie wirken selektiv gegen bestimmte Eigenschaften der Krebszellen und sind dadurch besonders effektiv und verträglich.

Die Antikörpertherapie

Anders als bei der Chemotherapie, bei der die Wirkstoffe zu allen Zellen des Körpers gelangen können, richten sich die Wirkstoffe bei zielgerichteten Therapien spezifisch gegen die Tumorzellen. Zu den zielgerichteten Therapien zählt die Antikörpertherapie gegen HER2, auch Anti-HER2-Therapie genannt. Diese wird bei Brustkrebspatientinnen empfohlen, bei denen ein positiver HER2-Status am Tumor nachgewiesen wurde. Etwa jeder sechste Tumor weist einen positiven HER2-Status auf, der dafür sorgt, dass die Tumorzellen besonders aggressiv wachsen.

Für die betroffenen Patientinnen war die Prognose deswegen früher schlechter und das Rückfallrisiko höher. Die Entwicklung der Antikörpertherapie hat hier jedoch große Erfolge gebracht und die Behandlungsergebnisse deutlich verbessert.

In der Therapie erhalten die Frauen HER2-spezifische Antikörper. Das sind Trastuzumab oder Pertuzumab. Auch eine Kombination beider Medikamente ist möglich. Diese Antikörper haften sich an die HER2-Rezeptoren und blockieren deren Funktion. Gleichzeitig wird das körpereigene Immunsystem aktiviert, das die mit Antikörpern markierten Krebszellen angreift. Die Krebszellen beginnen zu schrumpfen und sterben schließlich ab.

Eine Antikörpertherapie stellt in den meisten Fällen lediglich eine ergänzende Therapie dar. Beim frühen Brustkrebs wird sie häufig als neoadjuvante Therapie empfohlen.

Das bedeutet, dass Frauen mit HER2-Rezeptoren vor der Brustoperation eine Kombination aus Chemotherapie und Antikörpertherapie erhalten. Das Mittel wird entweder als Infusion oder als Spritze verabreicht. In der Regel erfolgt die Gabe alle paar Wochen. Die Behandlung dauert normalerweise ein Jahr. Die Antikörpertherapie wird von den meisten Patientinnen gut vertragen.

Das Herz wird vor und während der Anti-HER-Therapie in regelmäßigen Abständen von drei Monaten mittels Ultraschall untersucht, da die Medikamente Trastuzumab und Pertuzumab vorübergehend zu einer Herzmuskelschwäche führen können. Die Herzfunktion sollte auch nach Abschluss der Behandlung weiterhin überwacht werden.

Antikörper-Wirkstoff-Konjugate

Relativ neue Krebsmedikamente sind die Antikörper-Wirkstoff-Konjugate (engl. „Antibody-Drug-Conjugates", kurz „ADC"). Diese Medikamente haben sich bereits durch ihre hohe Effektivität und gute Verträglichkeit bewährt. Die Wirkweise können Sie sich so vorstellen: Das Medikament besteht aus drei Teilen – einem Antikörper, kleinen Chemotherapie-Molekülen und einem „Linker", der beide miteinander verbindet. Der Antikörper bindet sich an einen Rezeptor und sorgt so dafür, dass der Wirkstoff gezielt in der Tumorzelle freigesetzt wird und dort seine Wirkung entfalten kann. Manchmal werden diese Substanzen auch als „bewaffnete" Antikörper bezeichnet.
Über Antikörper-Wirkstoff-Konjugate werden häufig Wirkstoffe gegeben, die als Chemotherapie zu toxisch wären und sehr starke Nebenwirkungen verursachen könnten. In Kombination mit einem Antikörper – meist Trastuzumab oder Sacituzumab – ist die Verträglichkeit jedoch deutlich besser. Die Nebenwirkungen ähneln denen einer Chemotherapie. Die Patientinnen berichten von Übelkeit und Brechreiz, Haarausfall und Hautentzündungen. Diese Reaktionen verlaufen aber oft milder als bei einer Chemotherapie.
Die Antikörper-Wirkstoff-Konjugate kommen heute bei vielen Patientinnen mit Brustkrebs zum Einsatz, insbesondere wenn der Brustkrebs Metastasen gebildet hat. Aber auch bei frühem Brustkrebs ohne Metastasen kann diese Substanzklasse verwendet werden, sofern der Tumor HER2-positiv ist und nach einer neoadjuvanten Chemotherapie noch Tumorreste vorhanden sind. Die Antikörper-Wirkstoff-Konjugate werden in der Regel in 3-Wochen-Zyklen gegeben, entweder am ersten Tag oder am ersten und achten Tag des Zyklus. Die Patientinnen kommen dafür in die Chemotherapiepraxis oder ins Brustzentrum.

Therapie mit CDK4/6-Hemmern

Zu den zielgerichteten Therapien zählt auch die Behandlung mit CDK4/6-Hemmern, die man auch Inhibitoren nennt. Diese Therapieoption richtet sich an Frauen mit einem Hormonrezeptor-positiven („ER+" und/oder „PR+"), aber HER2-negativen Tumor. Die CDK4/6-Hemmer greifen in den Zellzyklus der Tumorzellen ein und bremsen deren Wachstum.

Bislang zugelassen sind: Palbociclib, Ribociclib und Abemaciclib – alle drei sind beim metastasierten Brustkrebs zugelassen, beim frühen Brustkrebs hingegen können nur Ribociclib und Abemaciclib verwendet werden. Die Medikamente werden in Tablettenform eingenommen.
Die Dauer der Behandlung hängt davon ab, ob Metastasen im Körper vorhanden sind. Beim metastasierten Brustkrebs wird die Behandlung so lange fortgesetzt, wie sie wirksam ist. Aufgrund der guten Verträglichkeit kann dies bedeuten, dass manche Patientinnen die Tabletten über mehrere Jahre einnehmen. Bei Brustkrebs ohne Metastasen dauert die Behandlung mit Ribociclib drei Jahre und mit Abemaciclib zwei Jahre. In allen Fällen wird die Behandlung immer mit einer Anti-Hormontherapie kombiniert.
Die Behandlung mit CDK4/6-Hemmern ist im Allgemeinen gut verträglich. Mögliche Nebenwirkungen sind eine verringerte Produktion weißer Blutkörperchen, was zu einer erhöhten Infektanfälligkeit führen kann. Aus diesem Grund werden die Laborwerte in den ersten Monaten regelmäßig kontrolliert. Weitere Nebenwirkungen sind Übelkeit, Müdigkeit, Ausdünnung der Haare und Durchfall. Bei der Einnahme von Ribociclib kann es zu Herzrhythmusstörungen kommen. Deshalb findet zu Beginn der Therapie eine EKG-Untersuchung statt und es wird geprüft, ob andere Medikamente, die die Patientin einnimmt, diese Nebenwirkung verstärken könnten.

Therapie mit PARP-Hemmern

Die sogenannten PARP-Hemmer oder PARP-Inhibitoren werden ebenfalls zur zielgerichteten Therapie eingesetzt. Sie setzen an bestimmten Enzymen in den Krebszellen an und verhindern, dass diese sich reparieren können. Weil der normale Reparaturmechanismus gestört ist, sterben die Krebszellen ab. Bei Brustkrebs stehen zwei PARP-Hemmer zur Verfügung: Olaparib und Talazoparib. Diese Therapie kommt bisher nur in Betracht, wenn eine BRCA1- oder BRCA2-Mutation vorliegt.
Mögliche Nebenwirkungen betreffen das Blutbild. So können Patientinnen während der Einnahme von PARP-Hemmern an Blutarmut leiden und auch die Produktion weißer Blutkörperchen kann gestört sein. Dies geht mit einer leicht erhöhten Anfälligkeit für Infekte einher.

Therapie mit Angiogenese-hemmern

Zu den zielgerichteten Therapien gehört auch die Behandlung mit Angiogenesehemmern. Bei Brustkrebs ist Bevacizumab derzeit das einzige zugelassene Medikament dieser Art. Der Antikörper verhindert, dass sich neue Blutgefäße an den Krebszellen bilden. Diese Gefäße sind allerdings notwendig, damit der

Tumor Sauerstoff und Nährstoffe erhält. Wird dieser Prozess nun blockiert, bekommt der Tumor keine Nährstoffe mehr und schrumpft – er wird sozusagen „ausgehungert". Bevacizumab wird in der Behandlung des metastasierten Brustkrebses eingesetzt und in der Regel mit einer Chemotherapie kombiniert.
Bei der Therapie mit Angiogenesehemmern können Nebenwirkungen wie Bluthochdruck, Magen-Darm-Beschwerden, Wundheilungsprobleme oder Thrombosen auftreten. Außerdem kann es zu einer Embolie kommen, also zum Verschluss eines Blutgefäßes, wenn sich ein Blutgerinnsel löst.

Immuntherapie

Eine weitere neuere Form der zielgerichteten Therapie ist die Immuntherapie. Die Substanzen richten sich nicht direkt an die Krebszellen, sondern aktivieren das körpereigene Immunsystem mit dem Ziel, dass dieses die Krebszellen bekämpft. Die Wirkstoffe werden auch als Checkpoint-Inhibitoren oder Immun-Checkpoint-Inhibitoren bezeichnet. Zugelassen sind die Substanzen Pembrolizumab und Atezolizumab. Diese werden in Kombination mit einer Chemotherapie zur Therapie des triple-negativen Brustkrebses eingesetzt – der Tumor ist also HER2-negativ und weist keine Hormonrezeptoren auf.
Die Patientinnen erhalten in der Regel alle drei Wochen eine Infusion. Die Therapie dauert beim Brustkrebs ohne Metastasen ungefähr ein Jahr, während die Dauer beim metastasierten Brustkrebs davon abhängt, wie gut die Metastasen auf die Behandlung ansprechen.
Die Immuntherapie gilt allgemein als gut verträglich. Allerdings können sogenannte immunvermittelte Reaktionen auftreten. Diese sind auf die Aktivierung des Immunsystems zurückzuführen und können verschiedene Symptome als Nebenwirkung der Therapie hervorrufen, darunter Magen-Darm-Beschwerden oder Entzündungen an Leber, Lunge oder Herz. Auch die Hormonproduktion beispielsweise in der Schilddrüse oder der Nebenniere kann durch die Therapie gestört werden. In solchen Fällen ist es manchmal notwendig, die Nebenwirkungen mit Kortison zu behandeln.

Therapie in der Schwangerschaft und Stillzeit

Auch während einer Schwangerschaft ist eine Brustkrebsbehandlung möglich. Sie muss jedoch sorgfältig angepasst werden, um Mutter und Kind zu schützen.

Dass eine Frau während der Schwangerschaft an Brustkrebs erkrankt, kommt äußerst selten vor: Dies betrifft nur 0,04 Prozent aller Schwangerschaften. Als medizinisches Fachpersonal haben wir dann gleich zwei Leben, auf die wir bei der Planung der Behandlung achten müssen. In den meisten Fällen ist es möglich, die Schwangerschaft fortzuführen. Es hat sich gezeigt, dass eine vorzeitige Beendigung der Schwangerschaft keine Verbesserung für den Verlauf der Erkrankung bringt. Doch natürlich haben wir es mit ganz besonderen Umständen zu tun, die eine Anpassung der Diagnostik und Therapien erfordern.
Die Untersuchungen der Brust erfolgen in der Regel genauso wie außerhalb der Schwangerschaft. Die erste Maßnahme ist dabei der Ultraschall. Diese Untersuchung ist strahlenfrei. Bei der Mammographie gibt es zwar wegen der Strahlenbelastung häufig Bedenken, diese sind jedoch unbegründet: Die Strahlung, die im Bauchbereich ankommt, ist so minimal, dass eine Mammographie bei Verdacht auf Brustkrebs oder ergänzend nach einer minimal-invasiven Biopsie problemlos erfolgen kann – und auch von den Leitlinien empfohlen wird.
Die Biopsie ist wichtig, um mehr über den Tumor zu erfahren und die passende Behandlung zu finden. Sie wird unter örtlicher Betäubung (Lokalanästhesie) durchgeführt, genauso wie außerhalb der Schwangerschaft. Ob eine Magnetresonanztomographie (MRT) notwendig ist, muss sorgfältig abgewogen werden. Hier gibt es zwar keine Strahlenbelastung und die MRT selbst ist für das Baby mit keinem Risiko verbunden, allerdings ist für eine korrekte Auswertung die Gabe eines Kontrastmittels erforderlich. In diesem Zusammenhang müssen die Risiken für das Baby also berücksichtigt werden.
Und wie sieht es mit dem Staging der Organe aus? Vermieden wird in der Regel die Knochenszintigraphie, da die Strahlenbelastung zu hoch ist. Anstelle

einer Computertomographie (CT) des Brustkorbs und des Bauchs wird oft der Ultraschall des Oberbauchs sowie entweder eine Röntgenuntersuchung oder eine niedrigdosierte CT der Lunge durchgeführt.
Generell gilt: Die Prognose ist abhängig davon, ob die Brustkrebstherapie möglichst nah an den Leitlinien orientiert erfolgen kann. Schwangere mit Brustkrebs profitieren davon, wenn sie von einem erfahrenen Team betreut werden. Eine enge Abstimmung zwischen Expertinnen und Experten der Pränataldiagnostik, Geburtshilfe und Onkologie ist sehr hilfreich.

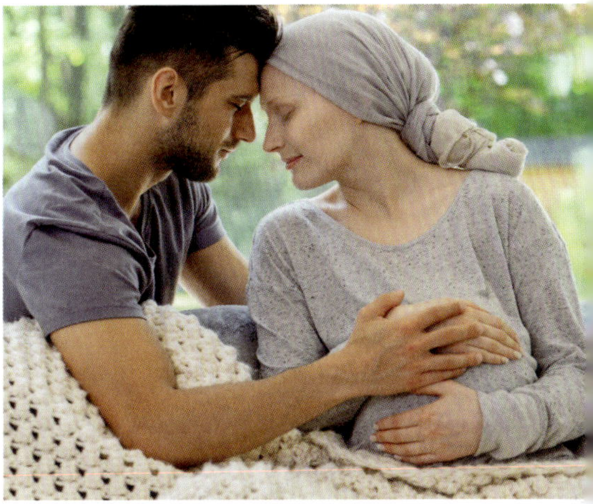

Therapieoptionen während der Schwangerschaft

Auch in der Schwangerschaft gilt: Sie haben Zeit, sich über die verschiedenen Therapieoptionen zu informieren und mit Ihrer Ärztin oder Ihrem Arzt eine Entscheidung zu treffen. Der Behandlungsbeginn sollte aber nicht unnötig hinausgezögert werden.
Bestimmte Therapien kommen für werdende Mütter nicht infrage, da sie mit einem hohen Risiko für das ungeborene Kind verbunden sind. Dazu zählen Bestrahlung, endokrine Therapien sowie zielgerichtete Therapien wie die Anti-HER2-Therapie, Therapien mit CDK4/6-Hemmern, Therapien mit PARP-Hemmern und die Immuntherapie. Diese Wirkstoffe können über die Plazenta in den Körper des ungeborenen Kindes gelangen. Sie können das Wachstum hemmen und sogar zu Fehlbildungen führen.
Eine Operation und Chemotherapie sind hingegen möglich und stellen die wichtigsten Behandlungsoptionen dar. Die Chemotherapie gilt ab dem zweiten Schwangerschaftsdrittel – also ab der zwölften Woche – als sicher, da zu diesem Zeitpunkt die Organe des Kindes entwickelt sind. Am besten untersucht sind Anthrazykline (Epirubicin und Doxorubicin), Taxane (Paclitaxel und Docetaxel) sowie Cyclophosphamid; etwas weniger gut erforscht ist das Medikament Carboplatin.
Die Infusionen werden in ähnlichen Abständen verabreicht wie bei Nichtschwangeren. Die letzte Gabe sollte in der Regel nicht nach der 36. Schwanger-

schaftswoche erfolgen. So bleibt zwischen Chemotherapie und Geburt ausreichend Zeit, damit sich das Immunsystem erholen kann und der Körper die Möglichkeit bekommt, die Arzneistoffe abzubauen. Gegebenenfalls kann es sein, dass das Behandlungsteam empfiehlt, die Geburt einzuleiten oder einen Kaiserschnitt zu planen, um die Brustkrebstherapie zeitnah fortsetzen zu können. In der Regel steht einer natürlichen Geburt jedoch nichts im Weg.
Während der Schwangerschaft ist ein regelmäßiges Ultraschall-Screening der kindlichen Organe zu empfehlen, idealerweise alle zwei bis drei Wochen. Dieses sollte durch eine Fachperson, die auf Pränataldiagnostik spezialisiert ist, erfolgen.

Besonderheiten nach der Geburt

Nach der Entbindung werden sowohl das Neugeborene als auch die Plazenta untersucht. Hierbei ist es wichtig, dass die Kinderärztin oder der Kinderarzt genaue Informationen über die Medikamente, deren Dosierung sowie den Zeitpunkt der Brustkrebstherapie erhält.
Es wird zudem eine Blutuntersuchung (Blutbild) des Kindes veranlasst.
Falls die Mutter Anthrazykline erhalten hat, wird beim Baby in den ersten Lebenswochen vorsorglich ein Herz-Ultraschall (Herz-Echo) und ggf. ein EKG empfohlen. Nach einer Behandlung mit Platinsalzen (Carboplatin oder Cisplatin) findet in den ersten Lebensjahren ein regelmäßiges Hörscreening statt.
Falls die Chemotherapie vor der Geburt nur pausiert wurde, kann sie bald wieder aufgenommen werden. Nach einer Spontangeburt genügt eine Pause von wenigen Tagen. Nach einem Kaiserschnitt raten Fachleute zu sieben Tagen Pause.
Nach einer brusterhaltenden Operation ist Stillen grundsätzlich möglich. Sollte jedoch die Chemotherapie fortgesetzt werden, wird in der Regel zum Abstillen geraten, da die Chemotherapeutika in die Muttermilch übergehen können.

Gut zu wissen

Viele Stillende entwickeln eine Brustentzündung (Mastitis). Die Beschwerden können den Symptomen einer Brustkrebserkrankung ähneln. Wenn eine Brustentzündung trotz Behandlung nicht besser wird, kann unter Umständen ein entzündlicher Brustkrebs – ein sogenanntes inflammatorisches Mammakarzinom – dahinterstecken. Bei Stillenden erlebe ich häufig, dass ein solcher Befund verschleppt wird. Mein Rat: Auffälligkeiten frühzeitig abklären lassen!

Therapie bei metastasiertem Brustkrebs

Haben die Tumorzellen bereits im Körper gestreut und Metastasen gebildet, lässt sich die Krankheit nicht mehr heilen. Dank innovativer Therapiemöglichkeiten kann sie jedoch gut kontrolliert werden. Worauf es dann bei der Behandlung ankommt, wird im Folgenden erläutert.

Prognose bei metastasiertem Brustkrebs

Wenn der Brustkrebs bereits Metastasen gebildet hat, also in andere Organe gestreut hat, handelt es sich um metastasierten Brustkrebs. In diesem Zusammenhang ist auch von fortgeschrittenem Brustkrebs die Rede. Die Krankheit ist dann nicht mehr heilbar. Aber es gibt heutzutage verschiedene Behandlungsmöglichkeiten, um den Tumor zu kontrollieren. Diese Therapien können oft noch viele Jahre bei guter Lebensqualität schenken.

Die Prognose bei metastasiertem Brustkrebs ist sehr unterschiedlich und hängt von verschiedenen Faktoren ab: den Eigenschaften des Tumors, der Ausbreitung der Metastasen und davon, wo sich diese Metastasen gebildet haben. Eine günstigere Prognose scheint bei Frauen zu bestehen, die ausschließlich Knochenmetastasen haben. Es ist jedoch schwierig, eine generelle Vorhersage zu treffen, da der Verlauf auch davon abhängt, wie gut die Therapien greifen und wie schnell sich der Krebs im Körper ausbreitet.

Bei der Behandlung kommt es darauf an, das Wachstum des Tumors zu bremsen, die Entstehung weiterer Metastasen zu verhindern und Beschwerden zu lindern. Wenn die Metastasen aufhören zu wachsen oder sogar kleiner werden, sprechen wir von einer „Remission". Wachsen die Metastasen weiter, wird von einer „Progression" oder „Progress" gesprochen. Wie bei vielen chronischen Erkrankungen steht bei der Behandlung die Lebensqualität im Vordergrund.

Auch bei metastasiertem Brustkrebs gilt: Es ist wichtig, möglichst viele und differenzierte Informationen über den Tumor und seine Eigenschaften zu sammeln. Nur so kann eine passende Behandlung festgelegt werden.

Welche Therapien möglich sind

Die wichtigste Therapiesäule bei metastasiertem Brustkrebs ist die systemische Therapie. Ziel ist es, nicht nur den Tumor oder die Metastasen zu bekämpfen, sondern auch zu verhindern, dass sich Tumorzellen im Körper weiter ausbreiten und neue Metastasen bilden. Welche Behandlung empfohlen wird, hängt von den Eigenschaften der Tumorzellen ab. Die Therapie wird so lange fortgesetzt, wie sie wirksam ist. Viele Frauen erhalten mehrere Behandlungen hintereinander. Eine Therapie, die bis zur Progression der Erkrankung verabreicht wird, nennen wir „Therapielinie".

Ist die Erkrankung HER2-positiv, erfolgt zunächst oft eine Chemotherapie mit einem Taxan sowie den beiden HER2-Antikörpern Trastuzumab und Pertuzumab. Die Chemotherapie läuft meist nur wenige Monate, während die Antikörper über mehrere Jahre gegeben werden – solange der Tumor darauf anspricht. Zusätzlich kommt bei Tumoren mit Hormonrezeptoren nach Absetzen der Chemotherapie noch die endokrine Therapie hinzu. Dieser Standard hat sich bewährt und ermöglicht den meisten Patientinnen ein verlängertes Überleben bei gleichzeitig guter Lebensqualität. In der Behandlung können außerdem Antikörper-Wirkstoff-Konjugate und weitere HER2-spezifische Medikamente eingesetzt werden.

Ist die Erkrankung Hormonrezeptor-positiv und HER2-negativ, besteht die Behandlung in der Regel aus verschiedenen antihormonellen Medikamenten, oft in Verbindung mit einer zielgerichteten Therapie (z. B. CDK4/6-Hemmer). Die endokrine Therapie ist wichtig, weil hormonabhängiger Brustkrebs dadurch in seinem Wachstum blockiert und gebremst werden kann. Trägt die Frau eine genetische Veränderung in den Genen BRCA1 oder BRCA2, kann ihre Erkrankung auch mit einem PARP-Hemmer (Olaparib oder Talazoparib) behandelt werden.

Sollte sich die Erkrankung nach einer Remission wieder aktiviert haben, können zudem moderne Antikörper-Wirkstoff-Konjugate eingesetzt werden. Diese Substanzen sind sehr effektiv und meist gut verträglich, da sie direkt in den Tumorzellen wirken. Sie haben zudem das Potenzial, Resistenzen gegen die endokrine Therapie aufzuheben. Studien bestätigen die hohe Wirksamkeit dieser Kombination – sowohl hinsichtlich der Überlebensdauer als auch der Lebensqualität.

Bei Frauen mit metastasiertem triple-negativem Brustkrebs können verschiedene Substanzen eingesetzt werden. Neben der klassischen Chemotherapie werden oft Immun-Checkpoint-Inhibitoren (Pembrolizumab oder Atezolizumab) oder Antikörper-Wirkstoff-Konjugate empfohlen. Im Falle einer BRCA1- oder

BRCA2-Mutation stellen die PARP-Hemmer eine sehr gut verträgliche Option dar.

Nebenwirkungen gut überwachen

Die Brustkrebsbehandlung wird individuell auf die Patientin zugeschnitten und bei Bedarf immer wieder angepasst – abhängig davon, wie die Medikamente auf den Tumor und die Metastasen wirken und welche Begleiterscheinungen auftreten. So ist zum Beispiel bekannt, dass manche Antikörper-Wirkstoff-Konjugate sich auf die Lunge auswirken können. Bei Beschwerden wie Luftnot oder Fieber wird die Behandlung unterbrochen oder abgesetzt.
Je nachdem, welche Medikamente eingesetzt werden, können sich unterschiedliche Nebenwirkungen zeigen. Unter CDK4/6-Hemmern kann es zu Veränderungen des Blutbildes oder Durchfall kommen. PARP-Hemmer betreffen häufig die Bildung von roten Blutkörperchen und können zu Magen-Darm-Beschwerden wie Übelkeit führen.
Bei metastasiertem Brustkrebs nehmen die Patientinnen dauerhaft Medikamente ein. Daher findet auch eine langfristige ärztliche Begleitung statt. Regelmäßige Verlaufskontrollen zeigen, wie sich der Tumor und die Metastasen verändern. Die Kontrollen erfolgen beispielsweise mit der Computertomographie oder anhand von Laborwerten. Spricht der Tumor nicht mehr auf die Therapie an, schlägt die Ärztin oder der Arzt eine Umstellung der Behandlung vor.
Wichtig für Sie: Der Rezeptorstatus kann sich im Verlauf der Erkrankung ändern. Deshalb wird Ihr Behandlungsteam mit Ihnen besprechen, ob eine erneute Bestimmung an einer Metastase sinnvoll ist. Vorausgesetzt, Ihr Gesundheitszustand lässt dies zu und die betreffende Stelle ist gut zugänglich, da hierfür in der Regel eine Biopsie erforderlich ist. Darüber hinaus können auch Nebenwirkungen zu einer Therapieveränderung führen. Eine wichtige Rolle spielt auch die psychosoziale Begleitung und Beratung.

Palliative Angebote finden

Umfassende Informationen zu palliativen Angeboten – Palliativstationen, haus- und fachärztliche Palliativversorgung oder ambulante Hospizdienste – finden Betroffene im bundesweiten „Wegweiser Hospiz- und Palliativversorgung“ der Deutschen Gesellschaft für Palliativmedizin (DGP): www.wegweiser-hospiz-palliativmedizin.de

Besondere Auswirkungen der Brustkrebstherapie

Eine Brustkrebserkrankung und ihre Behandlung bringen oft große Belastungen mit sich – ganz unabhängig von der Art der Therapie. Vielleicht fühlen Sie sich mutlos, sind erschöpft oder haben Schmerzen. In schwierigen Situationen wie diesen stellt sich die Frage: Was kann helfen?

Fatigue (Erschöpfung)

Viele Brustkrebspatientinnen leiden unter anhaltender Erschöpfung. Fachleute sprechen dann von „Fatigue" oder „tumorbedingter Fatigue". Dabei handelt es sich nicht bloß um eine gewöhnliche Phase von Müdigkeit. Der Zustand hält mindestens zwei Wochen an und geht mit deutlicher Schwäche sowie erheblichen Einschränkungen im Alltag einher. Bevor die Diagnose Fatigue gestellt wird, ist es sinnvoll, andere Ursachen zu überprüfen. Beispielsweise kann eine Blutarmut (Anämie) ebenfalls zu Erschöpfung führen. Verschiedene Behandlungsmethoden, vor allem Bestrahlung und Chemotherapie, können dazu beitragen, dass weniger rote Blutkörperchen gebildet werden. Dadurch kann der Körper nicht mehr so viel Sauerstoff aufnehmen – und dieser Sauerstoffmangel schwächt die Organe. Typische Folgen sind Müdigkeit, Schwäche und Kopfschmerzen. Es gibt verschiedene Möglichkeiten, um die Bildung der roten Blutkörperchen anzuregen. Manchmal müssen die Eisenspeicher aufgefüllt werden oder es wird parallel zur Chemo- oder Strahlentherapie das Hormon Erythropoetin gegeben. Andere Ursachen für die Erschöpfung können ein Mangel an Schilddrüsen- oder Geschlechtshormonen, die Einnahme bestimmter Arzneimittel oder eine chronische Entzündung sein. Hinter der bleiernen Müdigkeit und Antriebslosigkeit kann sich außerdem eine Depression verbergen – und oftmals ist die Unterscheidung gar nicht so einfach. Für die Behandlung ist es jedoch wichtig, die genaue Ursache herauszufinden. Zögern Sie also nicht, Ihrem Behandlungsteam umfassend Auskunft über Ihr Befinden zu geben und auch über frühere depressive Episoden in Ihrem Leben zu sprechen. Zusätzlich zum

Gespräch finden körperliche Untersuchungen und ein Bluttest statt.
Viele betroffene Patientinnen profitieren von einer Psychotherapie, die ebenfalls zum Bereich der Psychoonkologie gehört. Auch eine sozialrechtliche Beratung für Fatigue-Betroffene kann hilfreich sein, um sich über mögliche Unterstützungsangebote zu informieren. Ein Fatigue-Coaching in Kleingruppen kann ebenfalls helfen. Darüber hinaus können Sie selbst einiges tun, um Ihren Antrieb zu stärken. Eine besondere Rolle spielen dabei Bewegung und soziale Kontakte.
Eine relativ neue Möglichkeit ist die Gesundheits-App namens „Untire". Diese „Digitale Gesundheitsanwendung" (DiGA) kann Ihre Ärztin oder Ihr Arzt auf Rezept verordnen. Die Kosten übernimmt dann die Krankenkasse. Die App bietet ein zwölfwöchiges Therapieprogramm für Brustkrebspatientinnen. Es enthält Anti-Stress-Übungen und Übungen zum Konditionsaufbau, um wieder mehr Energie zu erlangen und aktiv am Leben teilzunehmen.

Meine persönlichen Tipps gegen Fatigue

1. Führen Sie ein Fatigue-Tagebuch. Darin notieren Sie Ihre Tagesaktivitäten und den subjektiven Level der Müdigkeit. Das wird Ihnen helfen, besser zu beurteilen, bei welchen Tätigkeiten Sie besonders viel Müdigkeit verspüren.
2. Planen Sie nicht zu viel! Statt wie früher zehn Punkte auf Ihre tägliche To-do-Liste zu schreiben, fangen Sie mit drei Aufgaben an. So können Sie Ihre Energiereserven besser einteilen. Gleichzeitig laufen Sie weniger Gefahr, am Ende des Tages enttäuscht zu sein, weil Sie nicht alles geschafft haben.
3. Regelmäßige körperliche Aktivität ist das wirksamste Mittel gegen Fatigue – der positive Einfluss ist wissenschaftlich nachgewiesen. Oft ist das allerdings leichter gesagt als getan. Fangen Sie also langsam an. Es geht nicht darum, Spitzensportlerin zu werden, sondern ein für Sie angepasstes, wohltuendes Bewegungsprogramm zu erstellen. Spazierengehen, Yoga, Schwimmen, Ausdauertraining – wählen Sie die Aktivitäten aus, die Ihren persönlichen Vorlieben entsprechen.

Schlafstörungen

Schätzungen zufolge erleben bis zu acht von zehn Patientinnen während der Brustkrebstherapie einen gestörten Schlaf. Dabei kann es sich sowohl um Einschlafstörungen als auch um Durchschlafstörungen handeln.
Von einer Schlafstörung sprechen Fachleute, wenn die Probleme mindestens dreimal pro Woche über einen Zeitraum von einem Monat hinweg anhalten. Wenn Sie dies bei sich beobachten,

sprechen Sie Ihre Ärztin oder Ihren Arzt darauf an. Gemeinsam können Sie sich auf die Suche nach einer Lösung begeben.
Zunächst ist es wichtig, die Ursachen zu ermitteln. Diese können sehr unterschiedlich sein. Manchmal hängen sie direkt mit der Tumortherapie zusammen. Besonders bei Chemotherapie, endokriner Therapie und Strahlentherapie berichten Patientinnen von Schlafstörungen. Diese können durch Schmerzen, innere Unruhe, Hormonstörungen, Hitzewallungen sowie Übelkeit und Erbrechen ausgelöst werden.
Mitunter ist die Behandlung des Tumors aber nicht die direkte Ursache. Brustkrebspatientinnen sind psychisch häufig belastet. Negative Gedanken, Ängste, Sorgen und depressive Verstimmungen können Schlafprobleme verursachen oder verstärken. Unter der Therapie entwickeln viele Patientinnen ungünstige Gewohnheiten, die den Schlaf negativ beeinflussen. Dazu zählen lange Bettzeiten, langes Wachliegen, häufiger Tagesschlaf und unregelmäßige Schlafenzeiten. Oft hängen Schlafstörungen, psychische Belastung und Fatigue auch zusammen.
Falls Sie an einer Schlafstörung leiden, ist eine Behandlung wichtig. Denn die Probleme verschwinden in der Regel nicht von selbst, sondern werden chronisch. Sie schränken nicht nur das Wohlbefinden ein, sondern verstärken auch Schmerzen und Erschöpfung und fördern psychische Störungen.
Es gibt verschiedene Ansätze, um Schlafstörungen in den Griff zu bekommen. Zu den nicht-medikamentösen Maßnahmen gehören eine gute Schlafhygiene, regelmäßige Bewegung am Tag und Entspannungsmethoden. Auch eine psychoonkologische Begleitung und gegebenenfalls eine Psychotherapie können helfen, mit belastenden Gedanken und Gefühlen besser umzugehen und so vor dem Schlafengehen zur Ruhe zu kommen.
Des Weiteren können komplementäre Therapieverfahren wie Akupunktur oder pflanzliche Präparate mit Melisse, Lavendel, Baldrian oder Hopfen den Schlaf fördern. Unter Umständen können auch Schlafmittel eingesetzt werden. Diese sollten jedoch möglichst nur kurzzeitig und ausschließlich nach ärztlicher Rücksprache angewendet werden. Benzodiazepine sollten nur nach sorgfältiger Abwägung genutzt werden, da sie abhängig machen und mit Nebenwirkungen einhergehen können.

Meine persönlichen Tipps für einen gesunden Schlaf

- Versuchen Sie, jeden Tag etwa zur gleichen Uhrzeit aufzustehen und ins Bett zu gehen – auch am Wochenende.
- Vermeiden Sie übermäßige Anstrengung vor dem Schlafengehen. Ein

Spaziergang am Abend kann hingegen förderlich sein.

- Verzichten Sie in den zwei bis drei Stunden vor dem Schlafengehen auf üppige Mahlzeiten.
- Meiden Sie ab dem späten Nachmittag Alkohol und koffeinhaltige Getränke.
- Verzichten Sie möglichst auf Nickerchen nach 15 Uhr; und falls Sie doch ein kurzes Schläfchen halten, sollte es maximal 30 Minuten dauern.
- Schalten Sie in den zwei Stunden vor dem Schlafengehen digitale Medien und Fernsehen aus.
- Achten Sie auf eine ruhige Schlafumgebung. Bei Verkehrslärm oder anderen störenden Geräuschen können Ohrenstöpsel helfen.

Schlafstörungen erkennen

Oft ist es gar nicht so einfach herauszufinden, was hinter dem gestörten Schlaf steckt. Hier kann ein Schlaftagebuch gute Dienste leisten. Darin notieren Sie, wann Sie zu Bett gehen und aufstehen, wie Sie Ihre Schlafqualität einschätzen und wie müde Sie sich tagsüber und nachts fühlen. Idealerweise führen Sie dieses Protokoll über zwei Wochen. Die Angaben können Ihrer Ärztin oder Ihrem Arzt hilfreiche Informationen liefern. Eine Vorlage für ein Schlafprotokoll finden Sie in der Umschlagsklappe.

Schmerzen

Brustkrebspatientinnen erleben häufig Schmerzen, die verschiedene Ursachen haben können. Sie können beispielsweise durch die Therapie bedingt sein: So treten bei endokrinen Therapien manchmal Schmerzen in den Gelenken, Knochen oder Muskeln auf. Diese hängen mit dem veränderten Hormonspiegel zusammen – weniger Östrogen im Körper kann hier der Auslöser sein.
Auch ein Lymphödem, das nach einer Entfernung der Lymphknoten im Achselbereich auftreten kann, führt häufig zu Schmerzen. Darüber hinaus können Chemotherapie oder Bestrahlung Reaktionen im Gewebe hervorrufen, wie zum Beispiel Entzündungen im Magen-Darm-Bereich oder an der Mundschleimhaut, die zu Schmerzen führen. Im fortgeschrittenen Stadium sind es manchmal der Tumor selbst sowie Metastasen, die Schmerzen bereiten.
Die Behandlung von Schmerzen erfolgt immer individuell. Ihre Ärztin oder Ihr Arzt wird von Ihnen detaillierte Informationen über die Schmerzen erfragen. So kann eine passgenaue Behandlung festgelegt werden, die nicht nur die

Schmerzen behandelt, sondern die Ursache direkt bekämpft. Häufig kommen zur Schmerzlinderung Tabletten, Tropfen oder Schmerzpflaster zur Anwendung. Auch eine Bestrahlung, z. B. bei Knochenmetastasen, kann unter Umständen sinnvoll sein. Bei starken Schmerzen kann es zudem hilfreich sein, opioidhaltige Mittel einzusetzen.
Oftmals ist es gar nicht so einfach, Schmerzen genau zu beschreiben. Es kann helfen, wenn Sie sich auf das ärztliche Gespräch gut vorbereiten und ein Schmerztagebuch führen. Im Internet finden Sie dafür nützliche Vorlagen zum Herunterladen. Es gibt auch Apps, die Sie tagebuchartig nutzen können.
Wenn es Ihnen schwerfällt, die Schmerzen genau zu beschreiben, scheuen Sie sich nicht, Ihre Ärztin oder Ihren Arzt oder das Behandlungsteam um Unterstützung zu bitten. Sie verfügen über viel Erfahrung und können auf verschiedene Hilfsmittel zurückgreifen, um Ihre Schmerzen besser einzuschätzen, z. B. eine Schmerzskala. Es gibt unterschiedliche Skalen, bei denen Sie entweder ankreuzen oder mit einem Schieber anzeigen, wie stark Sie Ihre Schmerzen gerade empfinden. Ein Beispiel dafür ist die „Visuelle Analogskala" (VAS).

Verändertes Körperbild und Sexualleben

Eine Operation der Brust kann zu einem veränderten Selbstbild führen und das Selbstwertgefühl sowie die Identität als Frau ins Wanken bringen.
Die heutigen Operationen sind zwar schonender als früher – selbst nach einer Brustentfernung ist meist ein Wiederaufbau mit sehr guten Ergebnissen möglich. Doch auch wenn die sichtbaren Spuren gering sein mögen, kann das sexuelle Empfinden und Erleben gestört sein. Hinzu kommt, dass die Therapien das sexuelle Verlangen häufig beeinträchtigen. Viele Frauen haben weniger Lust auf Intimität und Nähe. Durch den Hormonmangel wird die Vaginalschleimhaut nicht ausreichend feucht, sodass sich Sex schmerzhaft anfühlen kann. Gleitgele oder -cremes können bei Scheidentrockenheit helfen. Scheuen Sie sich auch nicht, mit einer ärztlichen oder einer psychoonkologischen Fachperson über sexuelle Probleme zu reden.
Sexualstörungen wirken sich häufig auf die Partnerschaft aus. Das offene Gespräch mit der Partnerin oder dem Partner ist wichtig – und zwar für beide Seiten. Die Kommunikation ermöglicht gegenseitiges Verständnis und schafft einen neuen Raum für Verbundenheit. Vielleicht finden Sie auch andere Wege, Zärtlichkeit und Leidenschaft auszuleben.
Bei Sexualstörungen können Sie sich zudem psychotherapeutischen Rat holen. Manche Frauenärztinnen und Frauenärzte verfügen über eine spezielle Weiterbildung in Sexualmedizin.

Visuelle Analogskala (VAS) zur Schmerzerfassung

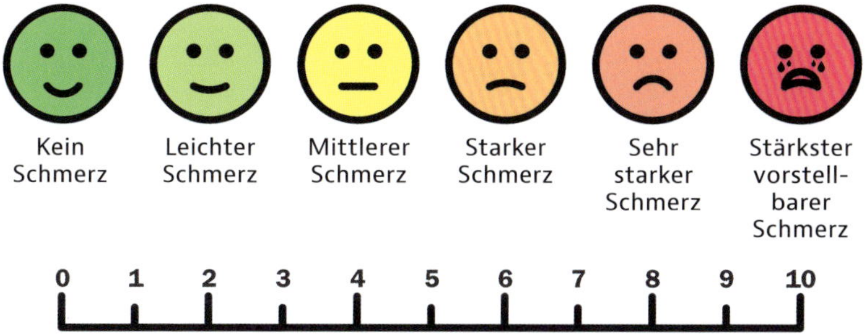

Psychische Belastung

Dass das psychische Wohlbefinden durch eine Diagnose wie Brustkrebs beeinträchtigt wird, erlebe ich sehr häufig. Schwere Erkrankungen gehen eben nicht nur mit körperlichen Beschwerden einher, sondern belasten auch die Seele. Depressive Verstimmungen und Antriebslosigkeit sind Zustände, die viele betroffene Frauen kennen.

Aber nicht nur die Diagnose, auch die Behandlung ist häufig mit psychischen Belastungen verbunden. Zum einen können körperliche Nebenwirkungen auftreten, wie Übelkeit und Erbrechen oder Haarausfall. Zum anderen sind da Ängste und Unsicherheiten, ob die empfohlene Therapie den Brustkrebs heilen kann oder ob der Krebs zurückkehren wird.

Bei der Behandlung von Patientinnen mit Brustkrebs legen Ärztinnen und Ärzte ein besonderes Augenmerk auf die Psyche. In zertifizierten Brustzentren ist es sogar Pflicht, den Patientinnen psychoonkologische Unterstützung anzubieten. Denn eine hohe psychische Belastung kann dazu führen, dass Patientinnen die Therapie vorzeitig abbrechen oder eine empfohlene Therapie gar nicht erst beginnen.

Es ist gar nicht so selten, dass Patientinnen mit Brustkrebs begleitend eine psychische Erkrankung entwickeln.

Was vielen Frauen am meisten hilft, ist Offenheit. Falls es Ihnen schwerfällt, mit Ihrer Ärztin oder Ihrem Arzt über alles zu sprechen, wenden Sie sich an eine vertraute Person in Ihrem Umfeld. Angsterkrankungen und Depressionen lassen sich in der Regel gut behandeln. Eine Therapie ist ratsam, da sie nicht von allein wieder verschwinden und sich ohne entsprechende Behandlung häufig verstärken.

Wie wird psychosoziale Belastung gemessen?

Ob hinter depressiven Verstimmungen oder Ängsten eine psychische Störung steckt, ist oft schwer zu erkennen – und ebenso schwer in Worte zu fassen. Mit gezielten Methoden und Fragetechniken lässt sich dies jedoch herausfinden.
Das Distress-Thermometer ist ein bewährtes Instrument, das vom amerikanischen Krebsnetzwerk NCCN (National Comprehensive Cancer Network) speziell für die Betreuung von Krebspatientinnen und -patienten entwickelt wurde. Es ermöglicht eine schnelle und unkomplizierte Einschätzung der psychosozialen Belastungssituation.
Das Distress-Thermometer besteht zum einen aus einer Skala von 0 bis 10, auf der angegeben werden kann, wie stark die aktuelle Belastung empfunden wird. Zum anderen gehört eine Problemliste dazu, auf der konkrete Schwierigkeiten aus verschiedenen Lebensbereichen angekreuzt werden können. Die Angaben helfen dabei zu verstehen, welche Unterstützung benötigt wird und ob eine Überweisung zu passenden professionellen Diensten sinnvoll ist.

Und so funktioniert es:

Erster Schritt

Bitte kreisen Sie am Thermometer unten die Zahl ein (0-10), die am besten beschreibt, wie belastet Sie sich in der letzten Woche einschließlich heute gefühlt haben.

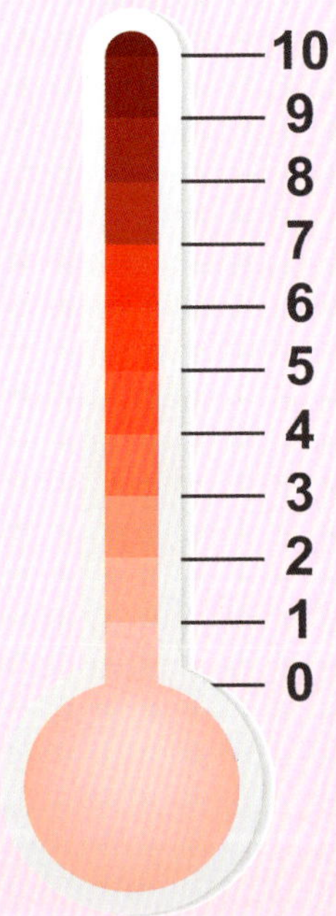

Zweiter Schritt

Bitte geben Sie an, ob Sie in einem der nachfolgenden Bereiche in der letzten Woche einschließlich heute Probleme hatten. Kreuzen Sie für jeden Bereich Ja oder Nein an.

Praktische Probleme

	Ja	Nein
Wohnsituation	☐	☐
Versicherung	☐	☐
Arbeit/Schule	☐	☐
Beförderung (Transport)	☐	☐
Kinderbetreuung	☐	☐

Familiäre Probleme

	Ja	Nein
Im Umgang mit Partner/-in	☐	☐
Im Umgang mit den Kindern	☐	☐

Emotionale Probleme

	Ja	Nein
Sorgen	☐	☐
Ängste	☐	☐
Traurigkeit	☐	☐
Depression	☐	☐
Nervosität	☐	☐
Verlust des Interesses an alltäglichen Aktivitäten	☐	☐

Spirituelle/religiöse Belange

	Ja	Nein
In Bezug auf Gott	☐	☐
Verlust des Glaubens	☐	☐

Körperliche Probleme

	Ja	Nein
Schmerzen	☐	☐
Übelkeit	☐	☐
Erschöpfung	☐	☐
Schlaf	☐	☐
Bewegung/Mobilität	☐	☐
Waschen, Ankleiden	☐	☐
Äußeres Erscheinungsbild	☐	☐
Atmung	☐	☐
Entzündungen im Mundbereich	☐	☐
Essen/Ernährung	☐	☐
Verdauungsstörungen	☐	☐
Verstopfung	☐	☐
Durchfall	☐	☐
Veränderungen beim Wasserlassen	☐	☐
Fieber	☐	☐
Trockene/juckende Haut	☐	☐
Trockene/verstopfte Nase	☐	☐
Kribbeln in Händen/Füßen	☐	☐
Angeschwollen/aufgedunsen fühlen	☐	☐
Gedächtnis/Konzentration	☐	☐
Sexuelle Probleme	☐	☐

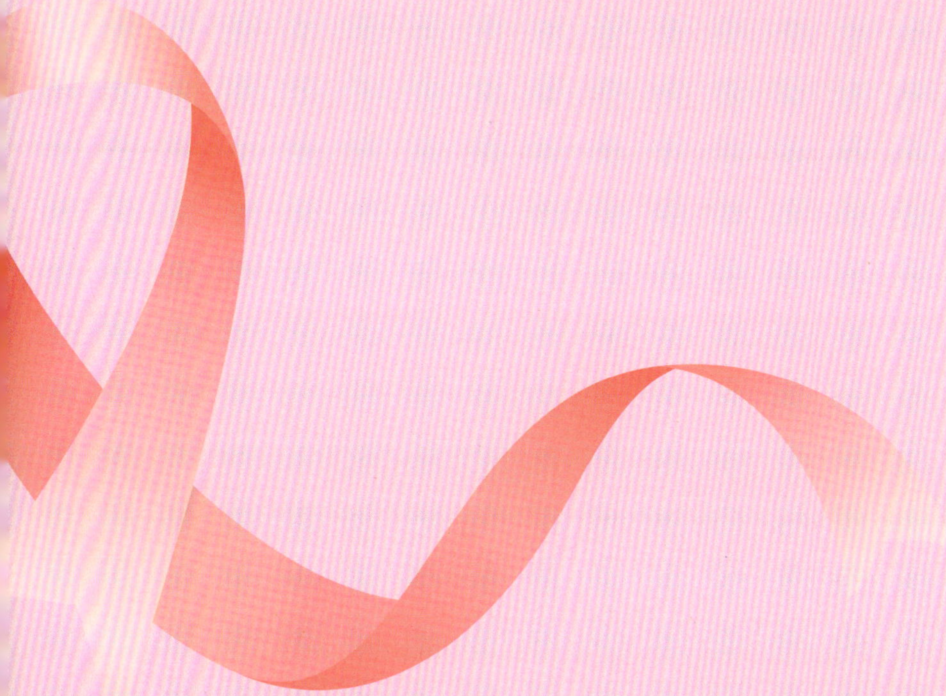

Ergänzende Therapien und Angebote

Zusätzlich zu den medikamentösen Behandlungen können Brustkrebspatientinnen verschiedene ergänzende Therapien und Angebote nutzen. Sie dienen dazu, Nebenwirkungen der Medikamente zu lindern, vermitteln Strategien für den Alltag und stärken die Seele – für mehr Lebensqualität.

Psychologische Begleitung und Beratung

An Brustkrebs zu erkranken, zehrt auch an den mentalen Kräften. Wie gut, dass Sie während und nach der Therapie Angebote der Psychoonkologie nutzen können. Diese Angebote unterstützen Sie dabei, die Last der Krankheit leichter zu tragen und aus dem Gefühlschaos in die innere Stabilität zu kommen.

Der Einfluss der Psyche bei Krebs

Die Diagnose Brustkrebs schürt Ängste, da unweigerlich Gedanken über das Thema Sterben und den Tod aufkommen. Lässt sich die Krankheit heilen? Welche Therapie ist die beste? Wird der Tumor streuen oder zu einem späteren Zeitpunkt zurückkehren? All dies sind Fragen, die sich Patientinnen stellen und die stark verunsichern und bisweilen hilflos machen können. Gerade wenn der Brustkrebs schon fortgeschritten ist, tauchen auch Fragen zum Lebensende auf.

Es ist wichtig, psychische Belastungen ernst zu nehmen, denn das seelische Wohlbefinden trägt wesentlich zum Erfolg der medizinischen Behandlung bei. Die Therapien in der modernen Brustkrebsmedizin sind sehr effektiv und umfassen viele innovative Verfahren, die sich sowohl auf die Lebensdauer als auch auf die Lebensqualität positiv auswirken. Allerdings bedeutet das nicht, dass diese Behandlungen frei von Nebenwirkungen sind. Übelkeit und Erbrechen während einer Chemotherapie können beispielsweise eine starke Belastung darstellen, lassen sich jedoch in der Regel gut mit Medikamenten behandeln.

Nichtsdestotrotz wirken sich diese Belastungen auch auf die Psyche aus, zumal eine Brustkrebstherapie mitunter über viele Jahre gehen kann. Manche Patientinnen müssen dauerhaft Medikamente einnehmen und ihren Alltag langfristig umstellen. Anhaltende Müdigkeit und Erschöpfung führen häufig zu Einschränkungen, die unter Umständen auch nach Abschluss der Therapie bestehen bleiben. Der Brustkrebs und die damit verbundene Behandlung können somit das seelische Wohlbefinden und die Lebensqualität deutlich und nachhaltig beeinträchtigen.

Die Belastungen können derart intensiv werden, dass Patientinnen eine psychische Störung entwickeln. Häufig handelt es sich dabei um eine Angststörung oder Depression, was dazu führen kann, dass eine medizinisch empfohlene Krebsbehandlung vorzeitig abgebrochen oder gar nicht erst begonnen wird. Zögern Sie daher nicht, die Unterstützung durch die Psychoonkologie in Anspruch zu nehmen. An zertifizierten Brustzentren steht Ihnen diese Form der Begleitung zu! Ich bezeichne sie gerne als das „Sicherheitsnetz für die Seele".

Was steckt hinter Psychoonkologie?

Die Psychoonkologie beschäftigt sich mit den psychischen und sozialen Auswirkungen einer Krebserkrankung. Psychoonkologinnen und Psychoonkologen arbeiten interdisziplinär: Sie verbinden das Wissen und die Erfahrungen aus verschiedenen Fachbereichen wie Medizin, Psychologie, Philosophie, Theologie und Sozialarbeit. Dabei gehen sie immer von den persönlichen Themen und Bedürfnissen der Patientin aus.
Je nach individueller Situation und psychosozialer Belastung kann eine psychoonkologische Begleitung unterschiedlich lange dauern: vom einmaligen Gespräch bis hin zur jahrelangen Unterstützung ist prinzipiell alles möglich. Besonders in der Phase der Therapiefindung und Behandlung ist die psychoonkologische Begleitung für viele Patientinnen eine wichtige Unterstützung. Die Fachkräfte bieten verschiedene Angebote und Möglichkeiten an, meist in Form von Einzelgesprächen. Aber auch in Gruppensitzungen können Themen besprochen und praktische Hilfen vermittelt werden. Darüber hinaus können sie auch den Kontakt zu Selbsthilfegruppen weitergeben. Für viele Frauen ist der Austausch mit anderen Betroffenen besonders ermutigend, da sie so erfahren, dass sie nicht allein sind, und nützliche Tipps für den Umgang mit der Erkrankung erhalten können. Die Psychoonkologie hilft nicht nur bei der Krankheitsbewältigung, sondern berät auch zu Themen wie Partnerschaft,

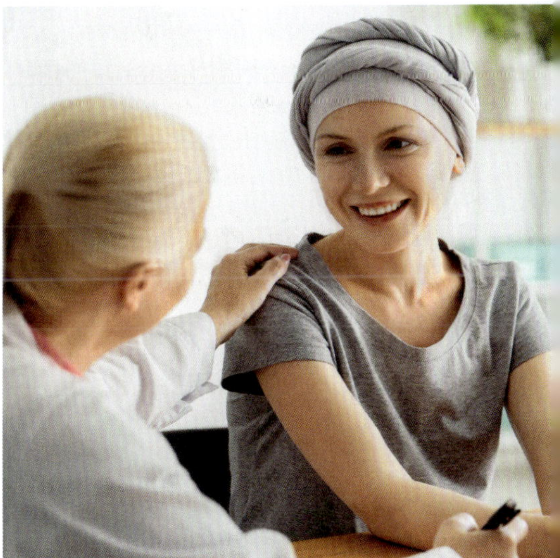

Kinderwunsch oder Rückkehr in den Beruf. Auch Angehörige können sich an die Psychoonkologie wenden und die Beratung nutzen.
Bei der Psychoonkologie handelt es sich um keine geschützte Berufsbezeichnung. Häufig sind es Spezialistinnen und Spezialisten aus den Bereichen Psychologie, Psychotherapie, Medizin sowie Sozialpädagogik oder Theologie, die eine spezielle Weiterbildung absolviert haben.
Auch Krebsberatungsstellen bieten psychoonkologische Begleitung an. Sollten Sie eine niedergelassene psychotherapeutische Praxis aufsuchen, gilt es, darauf zu achten, dass die Therapeutin oder der Therapeut Erfahrung in der Begleitung von Menschen mit Krebs hat.
Darüber hinaus besteht die Möglichkeit, psychologische Unterstützung durch Online-Programme oder Apps zu erhalten. Die Leitlinie Psychoonkologie empfiehlt, dass allen Krebsbetroffenen psychoonkologische E-Health-Angebote zur Verfügung gestellt werden sollten, und zwar unabhängig vom Grad der Belastung.

Wann eine Psychotherapie infrage kommt

Wenn Ihre Psyche stark belastet ist oder Sie an einer psychischen Störung erkrankt sind – etwa einer Angststörung oder einer Depression –, brauchen Sie eine entsprechende Behandlung. Zögern Sie nicht, diese in Anspruch zu nehmen. Je früher, desto besser! Häufig zögern Betroffene, weil sie sich nicht „krank genug“ fühlen oder hoffen, dass die depressive Episode von selbst vorübergeht. Aber psychische Erkrankungen verstärken sich oft, wenn sie unbehandelt bleiben. Je länger Sie warten, desto langwieriger kann die Therapie werden. Die Art der Behandlung richtet sich nach dem Schweregrad der Depression oder der Angststörung. Sie besteht meist aus Psychotherapie und kann auch mit Medikamenten kombiniert werden.

Psychoonkologische Begleitung finden

Für die Suche nach einer ambulanten psychoonkologischen Unterstützung ist die Online-Suche des Krebsinformationsdienstes sehr hilfreich. Dort sind über 600 Adressen von Psychotherapeutinnen und Psychotherapeuten gelistet, die eine von der Deutschen Krebsgesellschaft anerkannte Weiterbildung in der Begleitung von Krebsbetroffenen absolviert haben: www.krebsinformationsdienst.de/psychoonkologie-praxen

Therapie bei Depression und Angststörung

In Deutschland sind vier Verfahren der Psychotherapie anerkannt, die von den gesetzlichen Krankenkassen übernommen werden.
Verhaltenstherapie: Im Gespräch werden aktuelle Probleme und Verhaltensweisen analysiert. Die Patientinnen und Patienten erhalten oft Aufgaben, um Routinen zu verändern und einen neuen Umgang mit Belastungen zu üben.
Analytische Psychotherapie (Psychoanalyse): Diese Methode geht davon aus, dass aktuelle Probleme mit unbewussten, unbearbeiteten Mustern und Bindungserfahrungen aus der Kindheit zusammenhängen.
Tiefenpsychologisch fundierte Psychotherapie: Im Gespräch werden Grundkonflikte und unbewusste Motive aufgedeckt und bearbeitet. Dies kann helfen, die aktuellen Probleme besser zu verstehen und zu bewältigen.
Systemische Therapie: Hierbei wird der Mensch immer im Kontext eines Systems – Familie, Arbeit, Umfeld – betrachtet. Im Gespräch werden die verschiedenen Rollen und wiederkehrenden Muster innerhalb dieses Gefüges ergründet und vorhandene Ressourcen sichtbar gemacht, um Lösungen und neue Verhaltensmuster zu entwickeln.

Eine Psychotherapie ist eine besondere Form des Gesprächs. Es gibt verschiedene Ansätze, wobei sich nicht pauschal sagen lässt, welche Therapieform die beste oder „die richtige" ist. Entscheidend ist, dass Sie die für Sie passende Form finden. Ebenso wichtig ist eine vertrauensvolle Beziehung zu Ihrer Therapeutin oder Ihrem Therapeuten. Nur wenn Sie sich wirklich wohlfühlen, sind Sie in der Lage, sich zu öffnen und ehrlich von Ihren Gedanken und Gefühlen zu berichten.

Dies lässt sich in den ersten Sitzungen, den psychotherapeutischen Sprechstunden, prüfen. Gesetzlich Versicherte haben Anspruch auf bis zu sechs Terminen von jeweils 25 Minuten. Vor Beginn einer Therapie sind zudem weitere Termine zum Kennenlernen möglich, die sogenannten probatorischen Sitzungen. In diesen Gesprächen reden Sie über Ihre Erwartungen, Wünsche und Ziele und legen gemeinsam fest, ob Sie eine Kurzzeittherapie oder Langzeittherapie machen möchten.

Sozialrechtliche Unterstützung

Eine Krebserkrankung wirft oft auch finanzielle und rechtliche Fragen auf. In diesem Kapitel finden Sie Antworten darauf, welche Leistungen Ihnen zustehen, wie Sie Unterstützung beantragen und wohin Sie sich wenden können, um sich professionell beraten zu lassen.

Finanzielle Unterstützung während und nach der Behandlung

Eine Krebserkrankung bedeutet oft auch eine finanzielle Belastung. In der Regel übernimmt die Krankenversicherung die Kosten für die Untersuchungen und Behandlungen. Es gibt aber auch Ausnahmen. So müssen Patientinnen z. B. die Kosten für die Tomosynthese (siehe Seite 35 f.) manchmal selbst tragen. Auch Nahrungsergänzungsmittel oder ergänzende Therapien sind häufig privat zu bezahlen.

Wie bei allen medizinischen Behandlungen müssen gesetzlich Versicherte bei Medikamenten, Hilfsmitteln, Krankenhausaufenthalten, Therapien und Taxifahrten eine Zuzahlung leisten. Diese beträgt zehn Prozent der Kosten, ist aber auf maximal zehn Euro pro Leistung beschränkt. Gut zu wissen: Es gibt eine Belastungsgrenze für Zuzahlungen. Diese liegt bei zwei Prozent des jährlichen Bruttoeinkommens Ihres Haushalts. Um diese Grenze geltend zu machen, müssen Sie bei Ihrer Krankenkasse einen Antrag stellen und Ihre Ausgaben nachweisen. Bewahren Sie deshalb alle Quittungen und Rechnungen für Therapien, Medikamente usw. auf.

Für die Dauer der Therapie sind die Patientinnen oft krankgeschrieben. Während der ersten sechs Wochen haben Angestellte einen Anspruch auf Lohnfortzahlung. Ab der siebten Woche übernimmt die gesetzliche Krankenversicherung die Zahlungen. Dann bekommen die Patientinnen Krankengeld. Dieses beträgt 70 Prozent des Bruttogehalts, aber höchstens 90 Prozent des letzten Nettogehalts. Wichtig zu wissen: Die Krankenkasse zahlt das Krankengeld für maximal 78 Wochen innerhalb von drei Jahren, wobei die sechs Wochen Lohnfortzahlung bereits eingerechnet sind.

Selbstständige können Krankengeld erhalten, wenn sie eine freiwillige gesetzliche Versicherung mit Lohnfortzahlung abgeschlossen haben. Im Falle einer privaten Versicherung wird generell kein gesetzliches Krankengeld gezahlt. Es kann aber eine zusätzliche Krankentagegeldversicherung abgeschlossen werden.
Wenn im ärztlichen Gutachten steht, dass die Patientin in ihrer Erwerbsfähigkeit erheblich eingeschränkt ist, kann es sein, dass die Krankenkasse sie auffordert, einen Antrag auf Rehabilitation zu stellen. Dies kann zu finanziellen Einbußen führen, beispielsweise wenn eine Erwerbsunfähigkeit festgestellt wird. In diesem Fall gilt der Reha-Antrag gleichzeitig auch als Rentenantrag. Lassen Sie sich bei einer entsprechenden Aufforderung der Krankenkasse beraten, beispielsweise durch eine Krebsberatungsstelle.

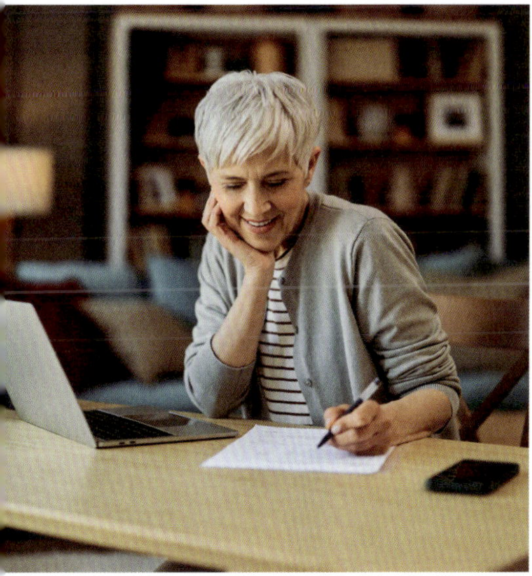

Haushaltshilfe und Leistungen der Pflegeversicherung nutzen

Falls Sie in Ihrem Alltag dauerhaft eingeschränkt sind und pflegerische Unterstützung benötigen, können Sie Leistungen der Pflegeversicherung beantragen. Dazu gehören z. B. ein Pflegedienst, Pflegehilfsmittel oder eine Haushaltshilfe. Die Höhe der Leistungen richtet sich nach dem Pflegegrad. Um einen Pflegegrad zu erhalten, müssen Sie zunächst bei der Pflegekasse – die an Ihre Krankenkasse angebunden ist – einen Antrag stellen. Die Pflegekasse beauftragt dann den Medizinischen Dienst mit der Pflegebegutachtung, die meist im Rahmen eines Hausbesuchs erfolgt. Anschließend findet eine Einstufung statt.
Voraussetzung für einen Pflegegrad ist, dass die Pflegebedürftigkeit über einen Zeitraum von mindestens sechs Monaten besteht. Bereits ab Pflegegrad 1 steht Ihnen der Entlastungsbetrag von monatlich 131 Euro zu, den Sie für haushaltsnahe Dienstleistungen wie eine Haushaltshilfe verwenden können. Ab Pflegegrad 2 haben Sie Anspruch auf finanzielle Unterstützung für einen ambulanten Pflegedienst.

Für eine Haushaltshilfe benötigen Sie jedoch nicht zwingend einen Pflegegrad. Die Finanzierung kann auch über die Krankenkasse laufen, wenn Sie aufgrund der Erkrankung oder Therapie nicht in der Lage sind, Ihren Haushalt selbst zu führen und wenn

- keine andere in Ihrem Haushalt lebende Person den Haushalt übernehmen kann oder
- ein Kind unter 12 Jahren oder eine Person mit einer Behinderung im Haushalt lebt und keine andere Person den Haushalt führen kann.

Der Antrag auf eine Haushaltshilfe wird in der Regel für vier Wochen bewilligt. Beachten Sie, dass Sie auch hier eine gesetzlich vorgeschriebene Zuzahlung leisten müssen: zehn Prozent der Kosten, maximal jedoch zehn Euro. Bei der Beantragung kann Ihnen der Sozialdienst im Brustzentrum behilflich sein.

Wohin wenden zur Beratung?

Es gibt verschiedene Möglichkeiten der sozialrechtlichen Beratung, die Sie und Ihre Angehörigen nutzen können. Hier ein Überblick:

- Sozialdienste in Krankenhäusern und Brustzentren: Fast alle Kliniken verfügen über einen Sozialdienst, der Sie während Ihres Aufenthalts zu Themen wie Krankenversicherung, Anschlussbehandlung und Wiedereingliederung berät. Er unterstützt Sie auch bei der Beantragung eines Pflegegrads oder einer Haushalts- bzw. Familienhilfe. Zertifizierte Brustzentren sind verpflichtet, allen Patientinnen eine sozialmedizinische Beratung zukommen zu lassen. Diese ist kostenfrei.
- Krebsberatungsstellen und Krebsinformationsdienst: In vielen Städten gibt es Krebsberatungsstellen, die unabhängig informieren und beraten. Die Themen reichen von finanzieller Unterstützung über Rehabilitation bis hin zu psychosozialer Begleitung. Die Beratung ist kostenfrei; für zusätzliche Angebote können Gebühren hinzukommen. Eine Krebsberatungsstelle in Ihrer Nähe finden Sie unter: www.krebsinformationsdienst.de/krebsberatungsstellen
- Pflegestützpunkte: Für Ihre Fragen zur Beantragung eines Pflegegrads, zu Pflegeangeboten und -hilfsmitteln können Sie sich an einen Pflegestützpunkt wenden. Diese arbeiten unabhängig und sind vor Ort meist sehr gut vernetzt, sodass sie gezielt wohnortnahe Angebote empfehlen können. Einen Pflegestützpunkt in Ihrer Nähe finden Sie unter: www.zqp.de/beratung-pflege
- Unabhängige Patientenberatung Deutschland (UPD): Die UPD berät Sie bei gesundheitlichen und gesundheitsrechtlichen Fragen, kostenfrei und unabhängig. Weitere Informationen finden Sie auf: www.patientenberatung.de

Finanzielle Unterstützung durch den Härtefonds

Wenn Sie durch die Krebserkrankung in eine finanzielle Notlage geraten, können Sie beim Härtefonds der Deutschen Krebshilfe eine einmalige Zuwendung beantragen. Dazu füllen Sie einen Antrag aus und geben darin Ihre monatlichen Einnahmen und Ausgaben an. Zusätzlich fügen Sie eine ärztliche Bescheinigung bei. Über den ausgezahlten Geldbetrag können Sie frei verfügen: https://www.krebshilfe.de/helfen/rat-hilfe/finanzielle-hilfe-unserhaertefonds/

Weitere Beratung bieten auch Selbsthilfegruppen, Sozialverbände oder Fachanwälte für Sozialrecht.

Schwerbehindertenausweis beantragen

Des Weiteren besteht die Möglichkeit, einen Schwerbehindertenausweis zu beantragen. Der Ausweis soll die Nachteile, die durch die Krebserkrankung entstehen, zumindest teilweise ausgleichen. Zu den möglichen Erleichterungen zählen ein besonderer Kündigungsschutz im Job, zusätzliche Urlaubstage, Steuererleichterungen und ermäßigte Eintrittspreise. Die konkreten Nachteilsausgleiche hängen vom Grad der Behinderung und zusätzlichen Merkzeichen ab. Diese Merkzeichen weisen auf spezielle gesundheitliche Beeinträchtigungen hin, die zu weiteren Vergünstigungen berechtigen können, etwa die kostenlose Nutzung öffentlicher Verkehrsmittel.
Um den Grad der Behinderung (GdB) feststellen zu lassen, ist es wichtig, alle krankheitsbedingten Einschränkungen im Beruf und Alltag genau aufzulisten. Sammeln Sie dazu alle notwendigen Dokumente wie Arztbriefe und Gutachten. Den Antrag stellen Sie beim zuständigen Versorgungsamt.
Es ist gesetzlich geregelt, welcher Grad der Behinderung bei welcher Krankheit vergeben wird. Mit der Diagnose Krebs erhalten Sie in der Regel einen GdB von 50. Je nach Tumorstadium und zusätzlichen Bewegungseinschränkungen ist auch eine höhere Einstufung möglich.
Der Schwerbehindertenausweis wird meist nur für einen befristeten Zeitraum ausgestellt. In der Regel ist er fünf Jahre gültig und kann danach ggf. erneuert werden. Sollten sich jedoch bereits vor Ablauf dieser Frist wesentliche gesundheitliche Veränderungen ergeben – unabhängig davon, ob es sich um eine Verbesserung oder eine Verschlechterung handelt –, sind Sie verpflichtet, diese dem Versorgungsamt mitzuteilen.

Komplementäre Therapieverfahren

Es gibt verschiedene Therapien und Angebote, die Brustkrebspatientinnen ergänzend zu den medizinischen Behandlungen nutzen können. Diese komplementären Verfahren können helfen, Beschwerden zu lindern und so den Alltag besser zu bewältigen. Wichtig ist ein achtsamer Umgang mit diesen Verfahren.

Bewegungstherapie

In vielen Kliniken und Zentren gibt es Angebote zur Bewegungstherapie und Sportgruppen. Ich möchte Sie ermuntern, daran teilzunehmen – und zwar am besten schon während der Behandlungsphase. Denn sportliche Aktivität zählt zu den wichtigsten ergänzenden Maßnahmen bei einer Krebstherapie. Bewegung ist wie ein Wirkstoff: Wer sich regelmäßig bewegt, verbessert nicht nur seine Überlebensrate, sondern stärkt auch sein Immunsystem, erlebt meist weniger Nebenwirkungen und beugt darüber hinaus auch psychischen Störungen wie Depression oder Angsterkrankung vor oder kann diese lindern. Immer noch herrscht das Vorurteil, Menschen würden durch Ausruhen zu Energie und Kraft kommen. Natürlich sind Pausen wichtig, aber nur durch regelmäßige Bewegung werden die Muskeln trainiert und das Herz-Kreislauf-System gestärkt. Es kommt auf ein gutes Zusammenspiel an. Und noch einen Vorteil bringt Sport mit sich: Er reduziert das Risiko für einen Rückfall.
Es geht dabei nicht darum, dass Sie besonders intensiv trainieren. Vielmehr kommt es darauf an, dass Sie regelmäßig aktiv sind. Für Krebspatientinnen gibt es in den Brustzentren oft spezielle Angebote, etwa Gymnastik-, Lauf- oder Walkinggruppen. Auch eine gezielte Physiotherapie in Einzelsitzung kann dazu beitragen, Nebenwirkungen der Brustkrebstherapie zu lindern. Es gibt zudem spezielle Sportgruppen. Diese Sportangebote sind häufig an Vereine angebunden. Sie stehen allen Brustkrebsbetroffenen zur Verfügung, auch wenn sie kein Vereinsmitglied sind. Die Kosten übernimmt die gesetzliche Krankenversicherung.

Mind-Body-Verfahren

An vielen Brustzentren und Kliniken werden Mind-Body-Verfahren ergänzend zur medikamentösen Therapie angeboten. Dazu zählen Methoden wie Yoga, Qigong, Tai-Chi, Meditation, Atemtherapie, MBSR („Mindfulness Based Stress Reduction"), autogenes Training und progressive Muskelrelaxation.

Bei der progressiven Muskelrelaxation werden beispielsweise gezielt einzelne Muskelgruppen angespannt und danach wieder entspannt. Dies hilft, innere Anspannungen zu lösen, Stress abzubauen, und fördert das allgemeine Wohlbefinden.

In der Atemtherapie liegt der Fokus auf dem Atem. Die Patientinnen lernen bestimmte Atemtechniken, die ebenfalls die Entspannung fördern und Stress reduzieren. In schwierigen Momenten oder bei Panikattacken kann es unterstützend wirken, den Atemrhythmus regulieren zu können, um sich zu beruhigen. Hilfreich ist es, solche Übungen unter Anleitung einer Therapeutin oder eines Therapeuten zu erlernen und einzuüben.

Es lässt sich nicht pauschal sagen, welches Mind-Body-Verfahren für Sie das beste ist. Vielmehr hängt dies von Ihren individuellen Vorlieben und bisherigen Erfahrungen ab. Wenn Sie schon immer gerne Yoga gemacht haben, dann wird Ihnen dies vermutlich auch während der Krebsbehandlung guttun. Vielleicht ist jetzt aber auch ein geeigneter Zeitpunkt, um mal ein neues Verfahren kennenzulernen? Probieren Sie aus, welche Methode Ihnen hilft, sich besser zu fühlen.

Gut ist es, wenn es Ihnen gelingt, ein Entspannungsverfahren fest in Ihren Alltag einzubinden, am besten täglich. Dafür braucht es keine langen Übungsstunden. Bereits die Regelmäßigkeit führt dazu, dass Sie die Methode verinnerlichen, sodass Sie auch in stressigen Momenten schneller und besser entspannen können.

Eine gute Alternative sind digitale Angebote: Entspannungsmethoden lassen sich auch mithilfe von Online-Programmen, Podcasts oder Apps erlernen. Viele Krankenkassen bieten zudem eigene Kurse zur Entspannung und Stressbewältigung oder zahlen einen Zuschuss zu Kursen oder zahlungspflichtigen Apps. Wichtig ist, dass diese als Präventionskurse von der „Zentralen Prüfstelle Prävention" zertifiziert sind. Informieren Sie sich über die Inhalte und probieren Sie aus, mit welchen Methoden und Formaten Sie gut zurechtkommen und welche Ihnen Freude bereiten. Vielleicht bietet Ihr Yogastudio ja auch hybride Klassen an, sodass Sie an Tagen, an denen Sie nicht so fit sind und das Haus nicht verlassen möchten, an der üblichen Stunde online teilnehmen können, und an guten Tagen vor Ort im Kreise der Gruppe üben können.

Komplementäre Verfahren, aber richtig

Dr. Jörg Riedl ist Fachapotheker für Klinische Pharmazie und leitet am Universitären Brustzentrum Lübeck die „Komplementär-Integrative Sprechstunde". Er klärt über Komplementärmedizin als Ergänzung zur Krebstherapie auf.

Wie schätzen Sie den Stellenwert komplementärer Verfahren ein?
Sie spielen eine viel größere Rolle, als den meisten bewusst ist. In meiner Sprechstunde bin ich immer wieder überrascht, wie viele Frauen auf pflanzliche Präparate, Nahrungsergänzungsmittel oder sogar alternative Therapien zurückgreifen. Allerdings teilen etwa 75 Prozent dieser Patientinnen ihrem Behandlungsteam nichts davon mit. Das kann ein Problem sein.

Wo genau liegt dieses Problem?
Um das zu verstehen, müssen wir zunächst einmal klar zwischen komplementären und alternativen Verfahren unterscheiden.

„Komplementär" umfasst alles, was Patientinnen unterstützend und begleitend zur konventionellen Therapie anwenden, mit dem Ziel, die Behandlung ganzheitlich zu gestalten und die Patientinnen optimal zu unterstützen.

Und die alternativen Therapieverfahren?
Wie der Name schon sagt, sollen diese Verfahren eine Alternative zu herkömmlichen Behandlungsmethoden darstellen. Immer wieder gibt es Anbieter, die versprechen, bestimmte Therapien oder spezielle Diäten könnten Krebs heilen, nach dem Motto: „Statt einer Chemotherapie im Infusionsbeutel trinkt man einen Liter Kamillentee und erzielt damit das gleiche Ergebnis." Solche Behauptungen sind falsch und unseriös.

Wie steht es um komplementäre Verfahren: Was können Patientinnen erwarten?
Ein häufiges Ziel ist es, Nebenwirkungen der medikamentösen Krebsbehandlung zu lindern, sodass die Patientinnen besser durch die Therapie kommen. Wichtig ist, die Anwendung oder Einnahme stets mit dem ärztlichen Behandlungsteam abzusprechen.

Was genau sollte das Behandlungsteam denn wissen?
Ich gebe meinen Patientinnen dazu folgende Faustregel mit: Wenn Sie etwas in verzehrüblichen Mengen zu sich nehmen – zum Beispiel als Gewürz, Obst oder Gemüse –, dann ist das in der Regel unkritisch. Ein typisches Beispiel ist Kurkuma: bis zu drei Gramm Kurkumapulver pro Tag gelten normalerweise als unbedenklich. Wenn Sie jedoch ein hochdosiertes Nahrungsergänzungsmittel mit Kurkuma einnehmen, sollten Sie dies vorher unbedingt abklären.
Warum ist das so wichtig?
Zum einen können Nahrungsergänzungsmittel massive Nebenwirkungen bereiten. Der maßvolle Genuss von grünem Tee ist beispielsweise in der Regel unproblematisch. Hochdosierte Grünteeextrakte dagegen können unter Umständen schwerwiegende Beschwerden wie anhaltende Durchfälle auslösen. Zum anderen sind auch Wechselwirkungen mit bestimmten Krebsmedikamenten möglich. So können Mikronährstoffkonzentrate, die normalerweise zur Stärkung des Immunsystems empfohlen werden, bei bestimmten Chemotherapien nachteilig sein, weil sie die Wirksamkeit der Medikamente abschwächen können.
Mit meinen Patientinnen bespreche ich deshalb nicht nur mögliche Nebenwirkungen und Wechselwirkungen, sondern auch die optimale Einnahme.

Das heißt, das gleiche Mittel muss unter Umständen unterschiedlich dosiert und angewendet werden?
Ja, wobei die richtige Dosierung auch von der Behandlungsphase abhängt. Nehmen wir zum Beispiel Vitamin D, das die meisten Brustkrebspatientinnen täglich nehmen sollten: Während einer Chemotherapie können bestimmte Medikamente dazu führen, dass vermehrt Vitamin D aus dem Körper gespült wird. In solchen Fällen empfehle ich den Patientinnen oft eine höhere Vitamin-D-Dosierung, um den Verlust auszugleichen.
Wann sollten Patientinnen mit komplementären Verfahren beginnen?
Am besten bereits am Tag der Diagnose. Denn Nebenwirkungen wie Müdigkeit oder Gedächtnisprobleme können schon vor Beginn der eigentlichen Therapie auftreten. Früher ging man davon aus, dass die krebsassoziierte Fatigue, auch als „Chemo Fog" oder „Chemo Brain" bezeichnet, allein durch die Chemotherapie verursacht wird. Es konnte aber nachgewiesen werden, dass sich die Gehirnsubstanz ab dem Zeitpunkt der Diagnose verändert. Eine Krebserkrankung stellt also von Anfang an eine enorme Belastung für Körper und Geist dar. Komplementäre Verfahren können hier eine hilfreiche Unterstützung sein, da sie den Patientinnen ermöglichen, selbst aktiv etwas zur Verbesserung ihrer Situation beizutragen.

Akupunktur und Akupressur

Bei der Akupunktur werden feine Nadeln in bestimmte Hautstellen, sogenannte Meridiane, gestochen. Dies soll den Energiefluss anregen und kann bei verschiedenen Beschwerden helfen. Bei der Akupressur werden die gleichen Hautstellen mit sanftem Druck massiert. Die Studienlage zu Akupunktur und Akupressur ist recht uneinheitlich. Dennoch gibt es Belege und Empfehlungen für ihre Anwendung bei bestimmten Beschwerden im Zusammenhang mit Brustkrebs. Den medizinischen Leitlinien zufolge kann Akupunktur angeboten werden:

- bei Übelkeit und Erbrechen während einer Chemotherapie;
- bei Gelenkschmerzen, die durch die Behandlung mit Aromatasehemmern verursacht werden, und
- bei Tumorschmerzen.

Bei anderen Beschwerden kann Akupunktur ebenfalls eingesetzt werden, allerdings ist die Studienlage hier nicht ganz so eindeutig. Dazu zählen:

- Hitzewallungen bei endokriner Therapie
- Erschöpfung
- Depressive Stimmung
- Angst
- Ein- und Durchschlafstörungen
- Kognitive Beeinträchtigungen durch Chemotherapie

Die Kosten für Akupunktur und Akupressur müssen in der Regel selbst getragen werden. Akupressur lässt sich auch selbstständig durchführen. Eine praktische Anleitung, die Ihnen zeigt, wie Sie die richtigen Druckpunkte bei Fatigue finden und anwenden, finden Sie online auf der Webseite des Kompetenznetzes Komplementärmedizin in der Onkologie (siehe Infokasten Seite 120).

Ernährungsberatung und Ernährungsschulung

Viele Kliniken, Brustzentren und Reha-Einrichtungen bieten eine Ernährungsberatung oder Ernährungssprechstunde an. Diese Angebote unterstützen die Patientinnen dabei, eine ausgewogene und nährstoffreiche Ernährung umzusetzen, ein normales Körpergewicht zu halten, körperlich fit zu bleiben und so besser durch die medikamentöse Therapie zu kommen. Es geht darum, jede Patientin in ihrer individuellen Lebenssituation und mit ihren eigenen Bedürfnissen zu unterstützen.
Darüber hinaus werden auch Fragen zu Unverträglichkeiten oder Allergien geklärt und inwieweit Wechselwirkungen zwischen Medikamenten und Lebensmitteln möglich sind. Bei vielen Patientinnen führt eine Mangel- oder Fehlernährung während der Therapie zu einem Gewichtsverlust. Dies mag harmlos klingen, kann aber schwerwiegende Folgen haben, weil dadurch beispielsweise das Immunsystem geschwächt wird und die Muskelmasse abnimmt.

Worauf achten bei der Suche nach komplementären Therapieverfahren?

Folgende Kriterien können Ihnen helfen einzuschätzen, ob es sich um ein seriöses Angebot handelt:

- Ergänzend oder alternativ: Wird das Verfahren begleitend zur konventionellen Therapie empfohlen – oder als Alternative, die Operation, Chemotherapie oder andere evidenzbasierte Therapien ersetzen soll?
- Therapieziel: Werden realistische Ziele benannt und die Grenzen des Verfahrens dargestellt – oder werden übertriebene Versprechungen gemacht, etwa dass der Krebs definitiv geheilt werden kann?
- Qualifikation: Welchen beruflichen Hintergrund hat die anbietende Person? Besteht ein Austausch oder eine Zusammenarbeit mit dem ärztlichen Behandlungsteam?
- Nebenwirkungen: Werden mögliche Nebenwirkungen aufgezeigt? Oder auf Wechselwirkungen hingewiesen?
- Kosten: Mit welchen Kosten geht das Verfahren einher? Gibt es einen Vertrag und was ist darin festgehalten?
- Kommunikation: Werden Ihre Fragen und Bedenken ernst genommen? Wie wird mit Kritik umgegangen?

Falls Sie unsicher sind, können Sie auch eine Zweitmeinung einholen, beispielsweise in einer komplementärmedizinischen Sprechstunde an einem zertifizierten Brustzentrum.

Ebenso kann es während der Krebsbehandlung auch zu einer Gewichtszunahme kommen. Bekannt ist, dass Übergewicht sich auf den Heilungsverlauf auswirken kann und das Risiko, (erneut) zu erkranken – insbesondere nach den Wechseljahren –, erhöht. Unter der Therapie kann ein hohes Körpergewicht sowohl die Behandlung als auch die Prognose beeinflussen. Daher ist es wichtig, das Gewicht im Blick zu haben und entsprechende Maßnahmen zu ergreifen.

Im Kapitel „Gut ernähren“ ab Seite 131 gehen wir noch näher darauf ein, wie Sie Ihren Körper gut versorgen und auch bei Appetitmangel oder Übelkeit zu ausreichend Nährstoffen kommen.

Generell gilt: Nahrungsergänzungsmittel sollten Sie in der Regel nur bei einem

bestätigten Mangel und nach ärztlicher Rücksprache einnehmen. Es ist in jedem Fall ratsam, zunächst eine Blutuntersuchung durchführen zu lassen, um festzustellen, ob tatsächlich ein Nährstoffmangel vorliegt.
Häufig wird die Einnahme von Vitamin D empfohlen, da es das Immunsystem unterstützt, Entzündungen lindern kann und das Knochensystem stärkt. Der Körper kann Vitamin D zwar unter der Einwirkung von Sonnenstrahlen selbst bilden, doch viele Brustkrebspatientinnen leiden dennoch an einem Vitamin-D-Mangel. Eine regelmäßige Supplementierung kann diesen ausgleichen. Die richtige Dosis hängt von verschiedenen Faktoren ab, z. B. vom Körpergewicht. Eine tägliche Einnahme ist dabei wahrscheinlich wirksamer als eine wöchentliche.
Auch bei einem Selenmangel kann eine gezielte Ergänzung helfen, den Bedarf zu decken. Selen ist ein essenzielles Spurenelement, das den Körper vor schädlichen Stoffwechselprodukten (oxidativem Stress) schützt und das Immunsystem bei der Abwehr von Krankheiten stärkt. Sie sollten jedoch in der Regel nicht mehr als 150 Mikrogramm Selen pro Tag zu sich nehmen.
Auch die Einnahme von Zink oder Magnesium kommt bei Mangelzuständen infrage. Alle Nahrungsergänzungen sollten Sie jedoch immer mit Ihrem Behandlungsteam besprechen, um Neben- oder Wechselwirkungen zu vermeiden.

Naturheilkunde und Pflanzenmedizin

Die Pflanzenheilkunde (Phytotherapie) kann verschiedene Beschwerden lindern, die durch die Krebserkrankung oder deren Therapien entstehen können. Dazu zählen u. a. Übelkeit, Appetitlosigkeit, Verstopfung und Gelenkbeschwerden. Pflanzliche Mittel und Anwendungen werden auch genutzt, um das Wohlbefinden zu verbessern, etwa bei

Welche komplementären Verfahren bei welchen Symptomen?

Bei der Suche nach geeigneten ergänzenden Verfahren ist das Kompetenznetz Komplementärmedizin in der Onkologie (KOKON) eine gute Anlaufstelle. Sie finden dort eine Vielzahl an Verfahren etwa der Naturheilkunde und Mind-Body-Medizin verständlich erklärt und nach wissenschaftlichen Kriterien bewertet. Sie können auch gezielt anhand Ihrer Symptome und Beschwerden nach geeigneten komplementären Therapien suchen: https://kompetenznetz-kokon.de/

Unruhe, Angstzuständen und depressiven Phasen. Oft werden pflanzliche Mittel eingesetzt, weil sie als sanft und nebenwirkungsfrei gelten. Das stimmt so nicht: Pflanzliche Präparate können mitunter erhebliche Nebenwirkungen verursachen, darunter Magen-Darm-Beschwerden, allergische Hautreaktionen oder auch Schäden an Leber oder Niere. Zudem können pflanzliche Arzneien Wechselwirkungen hervorrufen und die Wirksamkeit einer Krebsbehandlung abschwächen. So können beispielsweise Kurkuma-Präparate die Strahlentherapie beeinflussen und Präparate mit Johanniskraut die endokrine Therapie mit Tamoxifen.
Anders als bei Arzneimitteln fehlen bei pflanzlichen Präparaten häufig hochwertige Studien zur Wirksamkeit und Sicherheit. Hinzu kommt, dass pflanzliche Präparate oft nicht standardisiert sind: Sie unterscheiden sich in Dosierung und Qualität. Auch die Wirkstärke kann je nach verwendeten Inhaltsstoffen variieren. Das macht es schwierig, generelle Empfehlungen zu geben.
Immer wieder im Gespräch ist die Misteltherapie zur Verlängerung des Überlebens und Verbesserung der Lebensqualität. Die Studienlage dazu ist nicht eindeutig und die Leitlinien kommen zu dem Ergebnis, dass keine Empfehlung für oder gegen eine Verordnung von Mistelgesamtextrakt enthaltenden Präparaten mit dem Ziel der Verlängerung der Überlebenszeit ausgesprochen werden kann.
Grundsätzlich gilt: Wenn Sie pflanzliche Mittel verwenden möchten, sollten Sie dies stets in Absprache mit Ihrem Behandlungsteam tun. Ganz wichtig: Seien Sie vorsichtig bei Produkten aus dem Internet und verwenden Sie nur geprüfte und zugelassene Präparate.

Künstlerische Therapien

In vielen Brustzentren finden sich Angebote zur Kunst-, Musik- oder Tanztherapie. Ziel dieser Angebote ist es, den Gefühlen und Gedanken auf eine kreative und ganz individuelle Art und Weise Ausdruck zu verleihen. Dabei können verschiedene Materialien zum Einsatz kommen, um zu experimentieren und zu improvisieren. Vorkenntnisse sind in der Regel nicht notwendig. Künstlerische Therapien können während des gesamten Behandlungsverlaufs begleitend eingesetzt werden.
Das künstlerische Gestalten bietet einen geschützten Raum, um Gefühle auszuleben. Besonders Menschen, denen es schwerfällt, über ihr inneres Erleben zu sprechen, finden hier eine Möglichkeit, sich auf andere Weise auszudrücken. Gleichzeitig erlaubt das kreative Tun eine Pause vom Klinikalltag, schafft schöne Momente und hilft dabei, aus Grübeleien oder sorgenvollen Gedanken herauszufinden. Wer kreativ ist und malt, musiziert, tanzt oder schreibt,

kommt in die Selbstwirksamkeit. So stärken künstlerische Therapien das Selbstwertgefühl und können dazu beitragen, aus der Hilflosigkeit ins Handeln zu kommen.
Viele künstlerische Therapien finden als Gruppenangebote statt. Dies bringt den zusätzlichen Vorteil mit sich, dass man dabei auf andere Menschen trifft, die sich in einer ganz ähnlichen Situation befinden. Häufig ergeben sich daraus Bekanntschaften oder gar Freundschaften, die beim Bewältigen der Krebserkrankung helfen können.

Gut zu wissen

Der Begriff „Ernährungsberatung" ist in Deutschland nicht geschützt. Wenn Sie unabhängig von der Klinik oder dem Brustzentrum eine Ernährungsberatung aufsuchen, sollten Sie darauf achten, dass die beratende Person eine Ausbildung in Diätassistenz, Ökotrophologie oder Ernährungsmedizin abgeschlossen hat und eine entsprechende Zertifizierung vorweisen kann.
Bei der Suche nach einer qualifizierten Ernährungsberatung kann die Online-Suche der Deutschen Gesellschaft für Ernährung hilfreich sein: www.dge.de/ernaehrungsberatung

Schulungen und Lernangebote

Ein weiterer ergänzender Baustein der Brustkrebsbehandlung sind Schulungsprogramme, die auch als „Psychoedukation" oder „Patientenschulung" bezeichnet werden. Diese Angebote vermitteln Ihnen Wissen über Brustkrebs sowie die verschiedenen Untersuchungs- und Behandlungsmethoden.
In den Seminaren lernen Sie außerdem, welche Beratungsangebote es gibt und wo Sie psychologische und sozialrechtliche Unterstützung für die Behandlungsphase finden. Darüber hinaus werden auch Maßnahmen vermittelt, um besser mit Stress umzugehen. Generell hat sich gezeigt, dass Schulungsangebote für Menschen mit Krebs sehr hilfreich sind und die Lebensqualität verbessern können. Viele Kliniken, Brustzentren, Reha-Einrichtungen und Krankenkassen bieten entsprechende Schulungen an. Über die Krankenkasse und Ihre Ärztin oder Ihren Arzt können gesetzlich Versicherte am sogenannten „Disease Management Programm (DMP) Brustkrebs" teilnehmen. Ein DMP ist ein strukturiertes Behandlungsprogramm, das die Versorgungs- und Lebensqualität während der Therapie und in der Nachsorge verbessern soll. Bei Brustkrebs ist das

DMP auf einen Zeitraum von zehn Jahren nach der Diagnose ausgelegt.
Das Besondere an einem DMP ist die Vernetzung zwischen den betreuenden Fachleuten und Einrichtungen wie etwa der Frauenarztpraxis und der Reha-Klinik. Die Untersuchungen und Behandlungen werden dokumentiert und sind allen Beteiligten zugänglich. Dies sorgt für einen besseren Austausch von Informationen und eine bessere Abstimmung der einzelnen Behandlungsschritte. Zum DMP Brustkrebs gehören auch Schulungen und Beratungsgespräche zu Themen wie Ernährung, Bewegung und Psyche. Wenn Sie am DMP Brustkrebs teilnehmen möchten, verpflichten Sie sich dazu, aktiv an der Behandlung und Nachsorge mitzuarbeiten. Das bedeutet, alle drei bzw. sechs Monate eine ärztliche Praxis aufzusuchen. Sie können sich über teilnehmende ärztliche Praxen für das DMP einschreiben. Die Teilnahme ist kostenfrei.
Für Brustkrebspatientinnen gibt es zudem spezielle Online-Schulungsprogramme und Apps. Einige davon sind auch als digitale Gesundheitsanwendungen (DiGA) zugelassen. Sie unterstützen die betroffenen Frauen während der Therapie oder bei einzelnen Begleiterscheinungen wie Fatigue. Die einzelnen Module enthalten Anleitungen und Tipps zu den Bereichen Bewegung, Ernährung und psychische Gesundheit. Ihre Ärztin oder Ihr Arzt kann Ihnen für eine digitale Gesundheitsanwendung ein Rezept ausstellen. Die gesetzliche Krankenkasse übernimmt dann die vollständigen Kosten. Bei privaten Krankenversicherungen sollten Sie vorab klären, ob die Kosten übernommen werden.

App auf Rezept

Alle Apps und Online-Programme, die als digitale Gesundheitsanwendung (DiGA) zugelassen sind, finden Sie im Verzeichnis des Bundesinstituts für Arzneimittel und Medizinprodukte (BfArM). Die Kosten übernehmen die gesetzlichen Krankenkassen, da die Anwendungen als Medizinprodukt zugelassen sind:
https://diga.bfarm.de
Für Sie als Brustkrebspatientin ist die „PINK! Coach"-App besonders empfehlenswert. Die App wurde von Prof. Dr. Pia Wülfing gemeinsam mit Expertinnen und Experten aus den Bereichen Gynäkologie, Onkologie, Ernährungsmedizin, Sportwissenschaft und Psychologie entwickelt. Wissenschaftliche Studien haben die Wirksamkeit nachgewiesen:
www.pink-brustkrebs.de

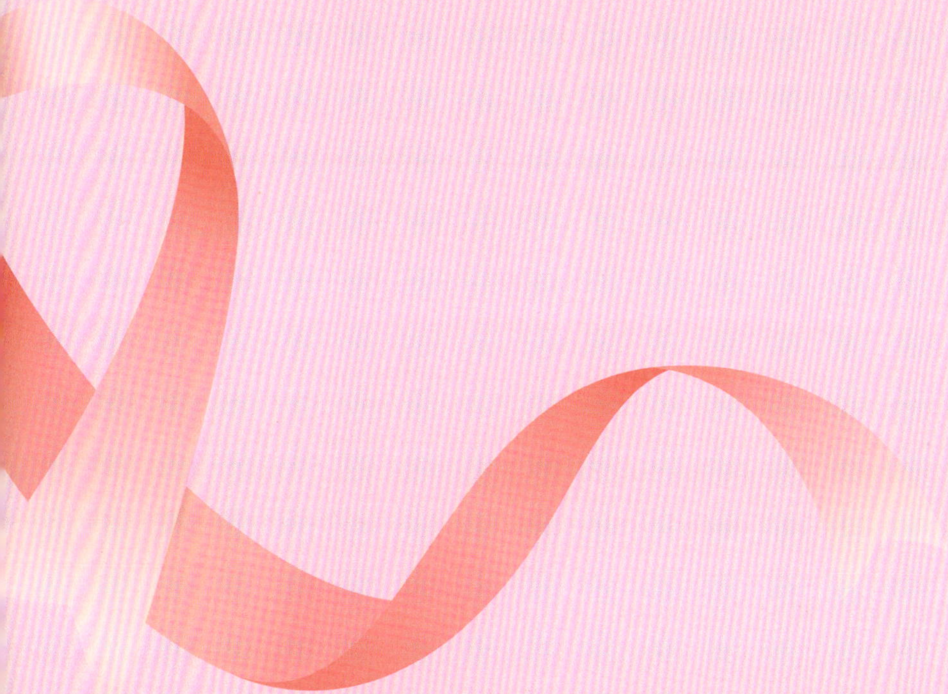

Das können Sie selbst tun

Um Brustkrebs zu behandeln, ist eine passgenaue medizinische Therapie das Wichtigste. Doch Sie können auch selbst einiges dazu beitragen, den Krankheitsverlauf positiv zu beeinflussen und die Prognose zu verbessern. Eine besondere Rolle spielen dabei Bewegung, Ernährung und das soziale Miteinander – gut, wenn Sie nicht allein sind, sondern Menschen an Ihrer Seite haben, die Sie auf Ihrem Weg mit Brustkrebs stärken und begleiten.

Bewegung und Sport

Wer sich regelmäßig bewegt, kommt oft besser durch die Therapie. Darüber hinaus kann ein aktiver Alltag auch die langfristigen Heilungschancen verbessern. Der Schlüssel liegt darin, kontinuierlich am Ball zu bleiben und den Körper zu fordern, ohne ihn zu überfordern.

In Bewegung kommen

Wie wir bereits festgestellt haben: Bewegung stärkt Körper und Psyche. Dementsprechend kommen aktive Brustkrebspatientinnen häufig besser durch die Therapie, weil sie seltener unter Nebenwirkungen leiden. Sport wirkt effektiv gegen Fatigue, Schlafstörungen, depressive Verstimmungen und kann ein bestehendes Lymphödem verbessern. Darüber hinaus senkt körperliche Aktivität das Risiko, erneut an Brustkrebs zu erkranken. Dieser Effekt zeigt sich besonders deutlich bei Frauen nach den Wechseljahren.

Ideal ist es, wenn Sie Sport und Bewegung in Ihren Alltag einbauen – und das auch schon während der Behandlungsphase. Wenn Sie schon immer bestimmten sportlichen Aktivitäten nachgegangen sind, spricht in der Regel nichts dagegen, diese weiterzuführen. Nur in bestimmten Fällen – etwa bei Sportarten mit intensivem Körperkontakt wie Judo, Karate oder Handball – sollte ein erhöhtes Verletzungsrisiko berücksichtigt werden. Es kann zudem notwendig sein, Umfang und Intensität der sportlichen Betätigung anzupassen.

Vielleicht müssen Sie Ihren Lieblingssport für eine Weile pausieren und eine Alternative finden. Besprechen Sie dies mit Ihrer Ärztin oder Ihrem Arzt, da sie bzw. er am besten beurteilen kann, in welchem Maße Sie sich körperlich belasten dürfen. Starten Sie Ihr Bewegungsprogramm langsam und vorsichtig. Und haben Sie Geduld mit sich. Nicht jeder Tag ist gleich. An manchen Tagen können die Belastungen der Therapie besonders stark sein, während Sie an anderen Tagen vielleicht mehr Energie haben. Sie wissen meist am besten, was Ihnen guttut. Das kann eine Extrarunde Walken sein oder doch nur eine kurze Yoga-Einheit. Hören Sie gut auf Ihren Körper.

Wenn Sie bislang kaum oder gar nicht aktiv waren, lohnt es sich, jetzt in Bewegung zu kommen. Besonders hilfreich kann dabei eine Physiotherapie oder Bewegungstherapie sein, die oft im Brustzentrum oder in der Reha-Klinik angeboten wird und unter professioneller Anleitung stattfindet. Das Training ist schon wenige Tage nach einer Brustoperation in moderatem Umfang möglich. Es kann helfen, Folgen wie eine Verkürzung der Muskeln oder einen Lymphstau in den Armen vorzubeugen. Die Übungen, die Sie in der Physiotherapie erlernen, können Sie später auch zu Hause fortführen.

Welcher und wie viel Sport empfohlen wird

Empfohlen wird ein moderates Training, das Ausdauer- und Kraftübungen miteinander kombiniert. Das bedeutet konkret: mindestens dreimal pro Woche leichtes Ausdauertraining und zweimal pro Woche Kraft-, Dehn- und Koordinationsübungen. Das Ausdauertraining stärkt das Herz-Kreislauf-System und hält allgemein fit. Kraft- und Dehnübungen sind wichtig, um die Muskeln im Nacken, in den Schultern und Armen zu kräftigen und beweglich zu halten. Dadurch lassen sich Schonhaltungen vermeiden, die dadurch entstehen, dass die Schulter der operierten Seite hochgezogen wird. Langfristig kann so Fehlhaltungen und Rückenschmerzen vorgebeugt werden.

Auch Übungen zur Koordination sind wichtig. Durch die Operation können Nervenbahnen geschädigt sein. Dann hilft gezieltes Training. Bevor Sie beginnen, sollten Sie mit Ihrer Ärztin oder Ihrem Arzt sprechen.

Setzen Sie sich kleine Ziele und steigern Sie sich langsam. Beim Ausdauertraining dosieren Sie die Anstrengung richtig, wenn Sie sich währenddessen noch unterhalten können. Passen Sie die Intensität auch an die Krankheitsphase und Ihre Tagesform an.

Dies sind grundsätzlich geeignete Sportarten für das Ausdauertraining:

- Schwimmen
- Wassergymnastik
- Radfahren
- Wandern
- Nordic Walking
- Joggen
- Tanzen

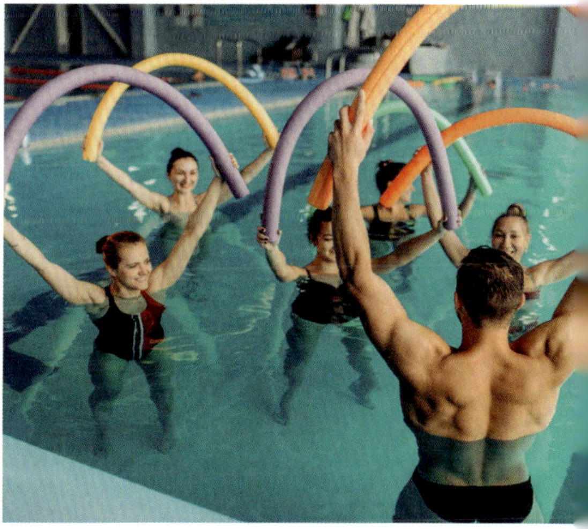

Drei Übungen zum Dehnen und Kräftigen

Gezielte Arm- und Schulterübungen fördern die Beweglichkeit. Diese Übungen unterstützen Sie dabei:

1. Arm- und Schulterkreisen

Stellen Sie sich hüftbreit mit beiden Beinen fest auf den Boden. Die Arme hängen locker nach unten. Nun kreisen Sie die linke Schulter langsam nach hinten. Nach zehn Kreisen die Richtung wechseln. Dann mit der rechten Schulter kreisen. Wer es etwas anspruchsvoller mag, kann die Arme dabei ausstrecken.

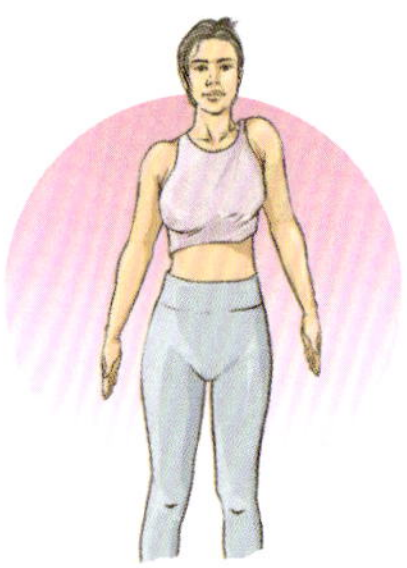

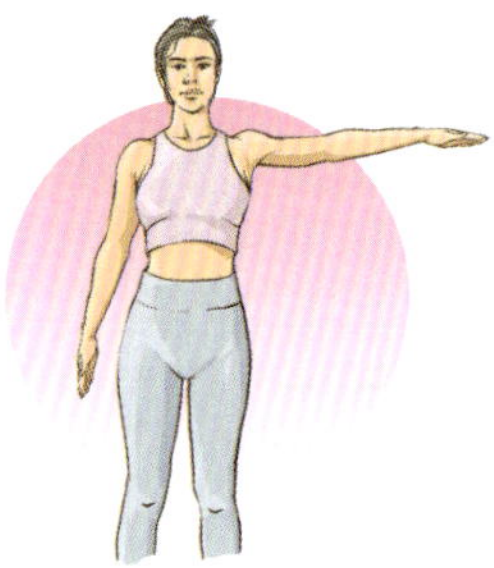

2. Power für Arme und Oberkörper

Stellen Sie sich hüftbreit mit beiden Beinen fest auf den Boden. Strecken Sie beide Arme nach vorne aus, die Handflächen schauen nach oben. Ballen Sie Ihre Hände zu Fäusten und winkeln Sie die Arme um 90 Grad an. Mit dem Einatmen bewegen Sie beide Arme langsam nach außen, beim Ausatmen führen Sie sie wieder nach vorne. Achten Sie darauf, dass die Oberarme auf einer Höhe bleiben.

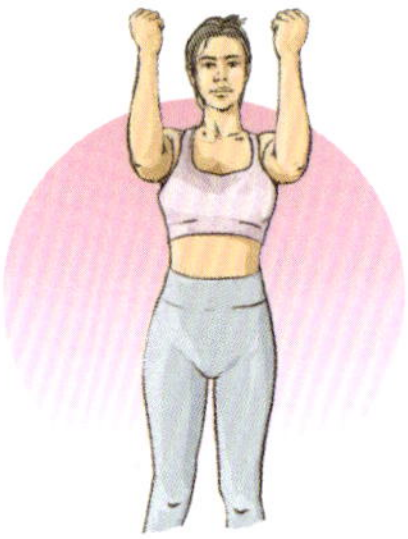

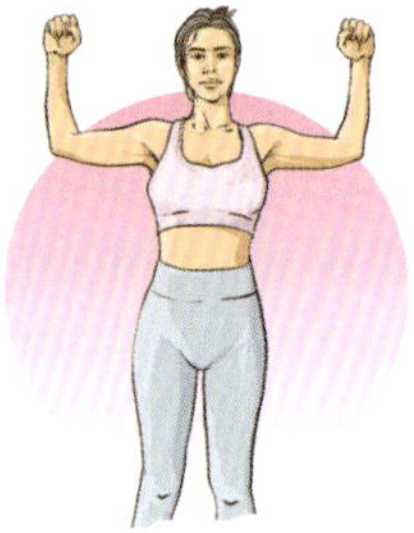

3. Beweglichkeit im Rücken

Stellen Sie sich hüftbreit mit beiden Beinen fest auf den Boden. Heben Sie den rechten Arm senkrecht ausgestreckt über den Kopf und ziehen Sie ihn sanft nach oben. Währenddessen ziehen Sie den linken Arm zum unteren Rücken. Sie können die Dehnung verstärken, indem Sie den rechten Ellenbogen über dem Kopf anwinkeln. Zwei Atemzüge halten und dann die Seite wechseln.

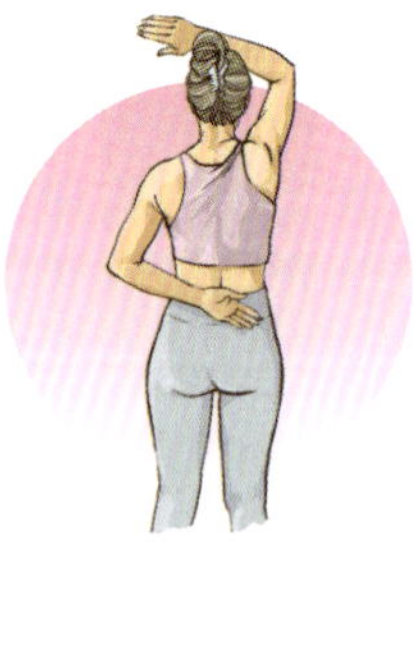

Entspannen und gut mit Stress umgehen

Viele Brustkrebspatientinnen sind angespannt und psychisch belastet. Die nachfolgend genannten Strategien können Ihnen helfen, selbst auf Ihr Befinden Einfluss zu nehmen, damit Sie – insbesondere auch in herausfordernden Situationen – zu mehr Ruhe und Ausgeglichenheit finden.

Entspannungsverfahren lernen

Eine Krebserkrankung und ihre Behandlung gehen oft mit Stress einher. Dieser kann so belastend wirken, dass sich eine psychische Störung entwickelt oder körperliche Symptome wie Schmerz und Erschöpfung sich verstärken. Zudem gibt es Hinweise darauf, dass Stress sich auch direkt auf den Umgang mit den Nebenwirkungen einer Behandlung auswirken kann.

Daher ist es sehr empfehlenswert, wenn Sie bereits in der Klinik oder im Brustzentrum Angebote zur Entspannung und Stressreduktion wahrnehmen und dort entsprechende Entspannungs- und Achtsamkeitsverfahren ausprobieren und lernen. Im Prinzip geht es bei allen Methoden darum, Achtsamkeit für die eigenen Gefühle und Gedanken sowie den Körper zu entwickeln und so Stress und Spannungen zu regulieren. Dies kann zu mehr innerer Ruhe führen.

Entspannungsverfahren wirken am besten, wenn sie regelmäßig in den Alltag integriert werden. Das kann entweder in einem Kurs oder in einer Gruppe geschehen oder auch ganz einfach zu Hause. Studien zeigen, dass Brustkrebspatientinnen langfristig davon profitieren, wenn sie Entspannungsverfahren anwenden und lernen, gut mit Stress umzugehen. Auch noch ein Jahrzehnt später ist die Lebensqualität von Teilnehmerinnen höher und die Depressionsrate niedriger.

Kleine Pausen im Alltag

Versuchen Sie, im Alltag während der Krebstherapie immer wieder kleine Auszeiten einzulegen und sich Freiräume zu schaffen. Am besten planen Sie diese Auszeiten verbindlich und zu festen Zeiten ein. Das müssen keine großen Aktivitäten sein, oftmals genügt schon eine Kleinigkeit, um sich etwas Gutes zu tun – sei es, dass Sie ganz bewusst eine Tasse Tee auf der Terrasse trinken oder ein paar Seiten in einem Buch lesen. Nutzen Sie Hobbys und Freizeitaktivitäten, um die innere Anspannung und körperliche Belastung durch die Tumortherapie auszugleichen. Vielen hilft es, aktiv ins Handeln zu kommen und etwas Kreatives zu tun. Es gibt kein Richtig oder Falsch. Wichtig ist, dass Sie Freude an der Tätigkeit haben und sich damit eine Pause vom Therapiealltag schaffen.

Für guten Schlaf sorgen

Damit Sie entspannt bleiben und gut durch die Krebstherapie kommen, ist erholsamer Schlaf wichtig. Durch die Krebstherapie haben viele Patientinnen allerdings Probleme beim Ein- und Durchschlafen. Über das Thema Schlafstörungen und was dagegen helfen kann, haben wir bereits gesprochen (siehe Seite 97 ff.). Hier noch einmal die wichtigsten Maßnahmen zusammengefasst, die zu einem erholsamen Schlaf beitragen können:

- Regelmäßige Zubettgehzeiten einhalten
- Eine angenehme Schlafumgebung schaffen
- Smartphone und Tablet im Schlafzimmer vermeiden
- Am Abend auf koffeinhaltige Getränke und schwere Mahlzeiten verzichten

Aromatherapie nutzen

Bei Stress und Anspannung können auch Anwendungen aus der Aromatherapie unterstützend wirken. Ätherische Öle helfen dabei, Symptome wie Ängste, Depressionen, innere Unruhe und Anspannung zu mindern. Bei Übelkeit und Erbrechen eignen sich beispielsweise Ingwer und Orange, bei Unruhe und Nervosität Neroli und Orange.

Besonders bewährt hat sich ein sogenannter Aromastick, der ähnlich wie ein Lippenstift aus einer kleinen Röhre besteht. Darin befindet sich ein Wattepad oder Vlies, auf das Sie drei bis fünf Tropfen eines ätherischen Öls oder einer Aromamischung geben. Bei Unwohlsein oder Unruhe können Sie am Stick riechen, um Spannung abzubauen. Der Duft hält einige Tage an, bevor das Vlies neu beträufelt werden muss. Verwenden Sie bei verschiedenen ätherischen Ölen jeweils ein neues Vlies.

Als Alternative zu Aromasticks eignen sich auch Raumsprays mit naturreinen Ölen wie Zirbe, Atlaszeder oder Lavendel. Bei Ängsten und Sorgen können Sie auch eine Lavendelherzauflage verwenden oder ein Fußbad nehmen.

Achten Sie darauf, dass die verwendeten Öle von hoher Qualität sind, also naturrein und möglichst biozertifiziert. Wenn Sie jedoch zu allergischen Reaktionen neigen oder Asthma haben, sollten Sie auf die Anwendung besser ganz verzichten.

Gut ernähren

Eine gesunde Ernährung hilft Ihnen dabei, fit zu bleiben und die Therapie gut zu bewältigen. Doch wie sieht eine geeignete Ernährung bei Brustkrebs aus? Worauf muss man achten und wie gelingt es, den Körper auch dann gut zu versorgen, wenn Beschwerden wie Appetitmangel oder Übelkeit auftreten?

Gesund und ausgewogen ernähren – mit mehr Eiweiß

Viele Mythen ranken sich um die richtige Ernährung bei Krebs. Tatsächlich kommt es nicht auf einzelne Lebensmittel an, sondern auf eine gesunde, ausgewogene Ernährung. Der Energie- und Nährstoffbedarf von Brustkrebspatientinnen unterscheidet sich im Grunde nicht von den allgemeinen Empfehlungen.

Laut der Deutschen Gesellschaft für Ernährung gehören zu einer ausgewogenen, gesunden Ernährung vor allem Vollkornprodukte, Gemüse, Obst, Hülsenfrüchte sowie möglichst wenig rotes Fleisch, Wurstwaren und hochverarbeitete Lebensmittel. Die sogenannte mediterrane Ernährung – nach dem Vorbild der Mittelmeerregion – ist demzufolge auch für Krebspatientinnen die gesündeste Wahl. Auch sogenannte Kreuzblütler (Brokkoli, Weißkohl, Blumenkohl etc.) sollen dabei nicht fehlen: Mehreren Studien zufolge weisen Frauen, die diese Pflanzen gerne essen, ein niedrigeres Risiko auf, an Brustkrebs zu erkranken.

Allerdings verändert sich durch eine Brustkrebserkrankung der Stoffwechsel, sodass der Körper vermehrt Eiweiß (Protein) abbaut. Eiweiß spielt aber eine wichtige Rolle für das Immunsystem und die Muskeln. Deshalb sollten Patientinnen sich während der onkologischen Behandlung gezielt eiweißreich ernähren. Die Empfehlung liegt bei 1,2 bis 2 Gramm Eiweiß pro Kilogramm Körpergewicht. Das entspricht beispielsweise bei einem Körpergewicht von 65 Kilogramm einem täglichen Eiweißbedarf von 78 bis 130 Gramm. Diesen Mehrbedarf können Sie in der Regel über Ihre Ernährung decken, indem Sie vermehrt besonders eiweißreiche Lebensmittel wie Fisch, Milchprodukte, Eier, Hülsenfrüchte, Nüsse, Samen und Getreide zu sich nehmen.

Es kann auch sinnvoll sein, spezielle Eiweißshakes zu trinken. Besprechen Sie dies individuell in der Ernährungsberatung oder mit Ihrem Behandlungsteam.

Richtig ernähren bei Appetitmangel, Übelkeit und Erbrechen

Die Tumortherapie kann mit Nebenwirkungen einhergehen, die die Aufnahme von Nährstoffen beeinflussen. So können Übelkeit, Erbrechen, Appetitmangel oder Geschmacksveränderungen dazu führen, dass Patientinnen nicht ausreichend essen, um ihren Bedarf an Nährstoffen zu decken. Auch Untergewicht kann sich entwickeln. Im Alltag können folgende einfache Strategien helfen:

- Essen Sie lieber mehrere kleine Portionen über den Tag verteilt statt drei große Mahlzeiten.
- Falls Sie empfindlich auf starke Essensgerüche reagieren, kann es helfen, regelmäßig zu lüften.
- Wählen Sie leichte Kost wie Toast statt schwer verdaulicher Nahrungsmittel.
- Sorgen Sie für Ruhe und eine wohltuende Umgebung beim Essen. Anspannung und Stress sind hinderlich.
- Bei Appetitmangel kann es helfen, sich tagsüber mehr zu bewegen. Aktivität und Sport regen häufig den Appetit an.
- Bei Gewichtsverlust ist es eine erprobte Strategie, fettreiche Lebensmittel wie Sahne und Butter beim Kochen zu verwenden.

Ernährungsinfos, Selbsttest und Begleitung

Auf der Webseite „Was essen bei Krebs?" erhalten Sie umfassende Informationen und Erklärungen zur Ernährung bei Krebs. Sie finden dort auch einen Selbsttest, mit dem Sie mögliche Anzeichen für einen Nährstoffmangel erkennen können, sowie die Möglichkeit einer ernährungstherapeutischen Fernbegleitung: www.was-essen-bei-krebs.de

Wie Trinknahrung helfen kann

Falls es Ihnen schwerfällt, ausreichend zu essen, kann Trinknahrung eine hilfreiche Unterstützung sein. Ihre Ärztin oder Ihr Arzt kann diese verordnen, sodass die Krankenkasse die Kosten übernimmt. Bei Trinknahrung handelt es sich um spezielle Shakes, auch „Astronautennahrung" genannt, die besonders viele Kalorien, Fettsäuren, Mineralstoffe, Vitamine und Eiweiße enthalten. Besprechen Sie in der Ernährungssprechstunde oder mit Ihrer Ärztin oder Ihrem Arzt, welche Menge für Sie geeignet ist.

Zu Beginn ist es ratsam, mit einer halben Portion am Tag zu starten, damit sich die Verdauung an die erhöhte Energiemenge gewöhnen kann. Für Patientinnen mit Geschmacksstörungen oder Übelkeit sind oft neutral schmeckende Trinknahrungen angenehmer. Die Produkte unterscheiden sich in Geschmack und Konsistenz. Probieren Sie aus, welches Ihnen gut bekommt.

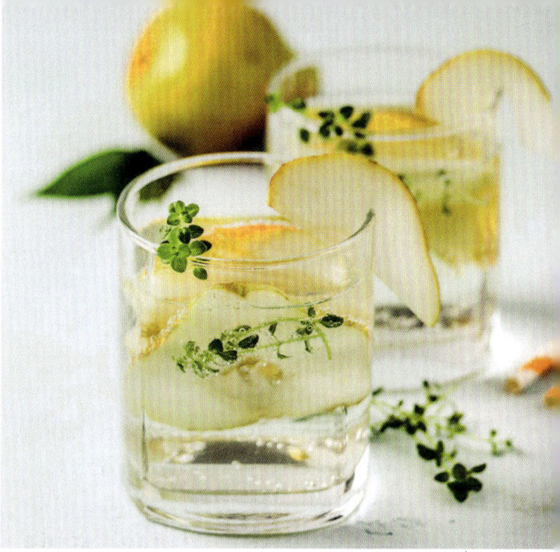

Ausreichend trinken

Es ist wichtig, dass Ihr Körper genügend Flüssigkeit aufnimmt, um belastungsfähig zu bleiben. Eine gute Richtlinie sind 1,5 Liter Flüssigkeit pro Tag. Am besten trinken Sie Wasser, Kräutertees oder verdünnte Saftschorlen. Falls Sie durch die Krebstherapie an Durchfall oder Erbrechen leiden, sollten Sie besonders viel trinken, um den Verlust an Flüssigkeit auszugleichen. Dafür geeignet sind zum Beispiel auch Gemüse- oder Fleischbrühen. Wählen Sie außerdem Obst- und Gemüsesorten, die einen hohen Wassergehalt aufweisen, beispielsweise Gurken oder Melonen.

Auf Alkohol verzichten

Ein regelmäßiger Alkoholkonsum erhöht das Risiko, (wieder) an Krebs zu erkranken. Beim Abbau von Alkohol in der Leber entstehen bestimmte Stoffe, die krebsauslösend sein können. Hinzu kommt, dass Alkohol den Hormonstoffwechsel beeinflusst und den Östrogenspiegel im Körper ansteigen lässt. Das ist insbesondere für Frauen mit Östrogenrezeptor-positivem Tumor problematisch und kann das Risiko für ein Fortschreiten oder Wiederauftreten der Erkrankung erhöhen.
Es gibt also gute Gründe, möglichst keinen Alkohol zu trinken. Allerdings lässt sich bislang nicht klar definieren, ab welcher Menge Alkohol schädlich ist. Daher rät die Deutsche Gesellschaft für Ernährung, während der Krebstherapie komplett auf Alkohol zu verzichten.
Alkohol kann die Wirksamkeit bestimmter Medikamente, vor allem bei einer Chemotherapie, beeinträchtigen und unerwünschte Nebenwirkungen verstärken. Zudem belastet Alkohol den Körper zusätzlich und kann das Immunsystem schwächen. Sie sollten daher während und auch nach der Krebsbehandlung am besten abstinent bleiben.

Stimmt's oder nicht? Mythen über Krebs und Ernährung

Immer wieder hören Krebspatientinnen bestimmte Aussagen rund um das Thema Ernährung. Was ist dran?

1. Während der Krebstherapie sollte man völlig auf Zucker verzichten.

Nein. Hartnäckig hält sich die Vorstellung, dass der Verzicht auf Zucker bei der Bekämpfung von Tumoren wichtig sei. Dahinter steckt die Annahme, man könne den Krebs „aushungern", da Tumorzellen mehr Zucker aufnehmen als gesunde Zellen und dadurch schneller wachsen. Allerdings ist Zucker ein wichtiger Energielieferant. Wenn Patientinnen also ganz auf Zucker verzichten, hungern sie auch die gesunden Zellen aus und schwächen so ihren Körper. Das heißt: Sie dürfen Zucker zu sich nehmen, aber natürlich entsprechend der allgemeinen Ernährungsempfehlung.

2. Krebskranke sollten eine spezielle „Krebs-Diät" einhalten.

Nein. Es gibt keine spezielle Diät, die bei Krebs wirksam ist. Verschiedene Ernährungsformen werden immer wieder als Heilmittel beworben – beispielsweise Kuren mit Gemüsesaft oder eine Rote-Bete-Diät. Es ist jedoch nicht bewiesen, dass diese die Krebszellen absterben lassen und den Betroffenen helfen. Ganz im Gegenteil: Einseitige Diäten sind schädlich, da sie zu einem Nährstoff- und Vitaminmangel führen können.

3. Lebensmittel mit Soja sind bei Brustkrebs gefährlich.

Nein. Zwar enthält Soja Bestandteile, die den weiblichen Geschlechtshormonen ähneln, dennoch wird der moderate Verzehr von Lebensmitteln mit Soja als unbedenklich eingestuft. Anders verhält es sich bei Nahrungsergänzungsmitteln auf Sojabasis: Hier ist die Nutzen-Risiko-Bilanz nicht ausreichend geklärt.

4. Aprikosenkerne wirken gegen Krebs.

Definitiv nein. Aprikosenkerne werden als pflanzliche Chemotherapie beworben. Wissenschaftliche Belege für ihre Wirksamkeit gibt es jedoch nicht. Im Gegenteil: Ihr Verzehr ist nachweislich gesundheitsschädlich. Die Kerne enthalten Amygdalin. Während der Verdauung entsteht daraus Blausäure, die zu einer Vergiftung führen kann.

Expertin in eigener Sache werden

Wenn Sie gut über den Brustkrebs, die Behandlungsmöglichkeiten und Nebenwirkungen Bescheid wissen, hilft Ihnen das, besser durch die Therapie zu kommen. In diesem Kapitel lesen Sie, warum Eigenkompetenz so wichtig ist und wie Sie sich gut informieren.

Mehr Wissen gegen die Hilflosigkeit

Ich habe es schon mehrmals betont, möchte es aber noch einmal hervorheben, weil es so wichtig ist: Jede Brustkrebserkrankung ist individuell. Tumoren haben sehr verschiedene Eigenschaften, weshalb die Behandlung passgenau erfolgt.

Die Tumorkonferenz erstellt für jede Patientin einen maßgeschneiderten Therapieplan. Dabei werden Sie als Patientin miteinbezogen. Fachleute sprechen hier von partizipativer Entscheidungsfindung. Keine Sorge, niemand erwartet von Ihnen, dass Sie die medizinische Kompetenz Ihrer Ärztin oder Ihres Arztes erlangen oder die unterschiedlichen Behandlungsoptionen eigenständig bewerten können. Es geht darum, dass Sie ausreichend informiert sind und die verschiedenen Möglichkeiten verstehen.

Wenn Sie beispielsweise wissen, dass Ihre Symptome typische Nebenwirkungen der Krankheit oder Behandlung sind, können Sie die Beschwerden besser einordnen und gezielt nach Möglichkeiten suchen, um damit umzugehen.

Ein Beispiel: Sich im Klaren darüber zu sein, dass Erschöpfung und Müdigkeit häufig auftreten, schafft eine gewisse Normalität – und vielleicht auch Erleichterung und Entlastung. Sie erkennen, dass es nicht nur Ihnen so geht, sondern vielen Patientinnen. Wer seine Krankheit versteht, fühlt sich weniger ausgeliefert.

Aktiv zu werden und sich Wissen anzueignen, ist also ein erster Schritt aus der Hilflosigkeit, die viele Patientinnen am Anfang verspüren. Im zweiten Schritt können Sie dann ins Handeln kommen und sich beispielsweise bei Nebenwirkungen nach Behandlungsmöglichkeiten erkundigen.

Gut ins Gespräch gehen

Um Expertin in eigener Sache zu werden, lassen Sie sich die Untersuchungen und deren Ergebnisse umfassend von Ihrer Ärztin oder Ihrem Arzt erklären. Haben Sie keine Scheu nachzufragen, wenn Sie etwas nicht verstehen, und bitten Sie darum, Fachbegriffe verständlich zu übersetzen. Vielleicht kommen Sie auch besser mit bildlichen Darstellungen zurecht. Dann können Sie darum bitten, die Behandlung anhand von Fotos oder Illustrationen zu erklären.

Ich möchte Sie ermutigen, sich aktiv einzubringen und offen über Ihre Lebenssituation, Ihre Erfahrungen und Wünsche zu sprechen. Eine Behandlung erstreckt sich oft über einen langen Zeitraum. Uns als Ärztinnen und Ärzten ist bewusst, dass dies für die Patientinnen eine sehr fordernde und intensive Zeit sein kann. Wenn wir Ihre persönlichen Umstände besser kennen, können wir diese in die Therapieplanung mit aufnehmen.

Sprechen Sie bitte auch Ihre Bedenken bezüglich Untersuchungen oder Therapien an. Manchmal liegen ihnen falsche Vorstellungen oder frühere Erfahrungen zugrunde, die wir entkräften können. Wer zum Beispiel als Kind die Brustkrebserkrankung bei seiner Großmutter mitbekommen hat, verbindet damit häufig Bilder und Eindrücke, die mit den heutigen Therapien wenig zu tun haben. Solche Prägungen sind uns oft gar nicht bewusst, aber sie können in Entscheidungen einfließen. Im Gespräch lässt es sich gut darüber austauschen.

Damit Sie die bestmögliche Behandlung bekommen, zögern Sie auch nicht, Ihre Ängste und Sorgen mitzuteilen. Jede Patientin hat andere Bedürfnisse und Anliegen. Durch gezielte Informationen kann Ihr Team die für Sie passenden Therapien und Unterstützungsangebote ermitteln, z. B. auch Gesprächsangebote der Psychoonkologie und sozialrechtliche Beratungsangebote. Nutzen Sie die vorhandenen Möglichkeiten und fragen Sie gezielt nach, um die bestmögliche Unterstützung zu erhalten – auch wenn es um ganz praktische Anliegen geht wie etwa eine Haushaltshilfe.

Es ist übrigens immer möglich, eine Vertrauensperson zum ärztlichen Gespräch mitzubringen. Wenn Sie Zweifel haben oder unsicher sind, können Sie außerdem eine Zweitmeinung einholen (siehe Seite 54 f.)

Mein persönlicher Tipp

Legen Sie sich am besten einen Ordner an, in dem Sie alle wichtigen Unterlagen sammeln – so haben Sie jederzeit alles zur Hand. Folgende Dokumente sollten Sie darin abheften:

- Tumorkonferenzprotokolle
- Arztbriefe
- Medikamentenplan
- Operationsberichte

Nehmen Sie diesen Ordner am besten zu jedem Arzttermin mit – ganz gleich, welche medizinische Einrichtung (Zahnmedizin, Orthopädie etc.) Sie aufsuchen. Für alle Behandelnden kann es wichtig sein zu wissen, welche Medikamente Sie einnehmen.

Austausch mit anderen

Vielleicht fällt es Ihnen schwer, Ihre Gefühle und Gedanken mit Familie und Freundeskreis zu teilen. Der Austausch in einer Selbsthilfegruppe kann dann eine wertvolle Unterstützung sein. Vielen Brustkrebspatientinnen tut die Begegnung mit anderen Betroffenen gut. In einer Selbsthilfegruppe können Sie konkrete Tipps bekommen. Sie erfahren, wie andere Frauen bestimmte Nebenwirkungen meistern und können hilfreiche Strategien für Ihren Alltag übernehmen.
In einer Selbsthilfegruppe haben die Teilnehmenden häufig unterschiedliche Erfahrungen mit Ärztinnen und Ärzten, Therapeutinnen und Therapeuten, Kliniken und Reha-Einrichtungen gemacht. Dieses Wissen geben sie untereinander weiter. So erfahren Sie mehr über konkrete Therapie- und Unterstützungsangebote in Ihrer Region oder für Ihre Art von Brustkrebs.

Vorsorge treffen – Selbstbestimmung wahren

Es ist ein Thema, über das niemand gerne spricht, aber mit dem sich im Grunde jeder Erwachsene beschäftigen sollte: Hilfe- und Pflegebedürftigkeit.
Wer soll medizinische und rechtliche Entscheidungen treffen, wenn man es selbst nicht mehr kann? Häufig wird davon ausgegangen, dass automatisch die nächsten Angehörigen dieses Recht haben. Aber dem ist nicht so. Für medizinische Entscheidungen gilt lediglich für maximal sechs Monate das Ehegattennotvertretungsrecht. Das bedeutet, dass beispielsweise der Ehemann einer medizinischen Behandlung zustimmen kann, wenn seine Frau dies nicht mehr selbst tun kann. Ansonsten gilt: Ist eine Person nicht mehr in der Lage, eigenständige Entscheidungen zu treffen, wird vom Gericht eine rechtliche Betreuung bestellt.
Um sicherzustellen, dass Entscheidungen in Ihrem Sinne getroffen werden oder eine Vertrauensperson für Sie entscheiden darf, müssen Sie dies vorab festlegen. Dafür benötigen Sie folgende Dokumente:

- Vorsorgevollmacht: Mit der Vorsorgevollmacht legen Sie fest, welche Person oder Personen Entscheidungen in Ihrem Namen treffen dürfen, falls Sie dazu selbst nicht mehr in der Lage sind. Sie können dabei festlegen, in welchen Bereichen die Bevollmächtigten handeln dürfen – etwa bei gesundheitlichen, finanziellen oder rechtlichen Angelegenheiten – oder ob die Vollmacht umfassend gelten soll.

Benennen Sie mehrere Personen, müssen Sie festlegen, ob diese einzeln oder nur gemeinsam handeln dürfen und ob ihre Befugnisse auf bestimmte Bereiche beschränkt sind. Eine notarielle Beglaubigung oder offizielle Bestätigung ist nicht erforderlich. Sie können eine Vorsorgevollmacht handschriftlich erstellen und jederzeit ändern. Es hilft, vorgefertigte Musterformulare zu nutzen, die z. B. das Bundesministerium der Justiz kostenfrei zum Download anbietet.

- Betreuungsverfügung: Bei der Betreuungsverfügung handelt es sich ebenfalls um ein Dokument, mit dem Sie festlegen, wer für Sie Entscheidungen treffen darf, wenn Sie dazu nicht mehr in der Lage sind. Sie können auch hier eine oder mehrere Personen einsetzen. Der Unterschied zur Vorsorgevollmacht ist, dass die Betreuungsverfügung erst gültig wird, wenn ein Betreuungsgericht die bevollmächtige Person offiziell einsetzt. In einer Betreuungsverfügung können Sie übrigens auch festlegen, wer auf keinen Fall als Betreuerin oder Betreuer eingesetzt werden soll.
- Patientenverfügung: Mit einer Patientenverfügung können Sie festlegen, welche medizinischen Untersuchungen und Behandlungen Sie wünschen und ablehnen. Wichtig ist, dass Sie die Maßnahmen konkret und differenziert benennen. Anstelle von allgemeinen Begriffen wie „lebenserhaltende Maßnahmen" sollten Sie daher spezifische Formulierungen verwenden, wie beispielsweise „künstliche Ernährung per Magensonde". Besprechen Sie sich auch mit Ihrer Ärztin oder Ihrem Arzt, wenn Sie eine Patientenverfügung erstellen wollen. Sie bzw. er kann einschätzen, ob die Behandlungsentscheidungen durch das Dokument abgedeckt sind. Bedenken Sie dabei auch: Nicht alles und jede Situation lässt sich vorsorglich planen. Für die betreuende Person kann es daher von großem Wert sein, wenn Sie in Ihrer Patientenverfügung auch Ihre persönlichen Werte und Vorstellungen darlegen.

Patientenverfügung online erstellen

Sie können eine Patientenverfügung handschriftlich verfassen. Leichter ist es, Musterformulare zu verwenden. Die Verbraucherzentralen bieten mit dem Tool „Selbstbestimmt" eine Schritt-für-Schritt-Anleitung, mit der Sie Ihre individuelle Patientenverfügung erstellen können: www.verbraucherzentrale.de/patientenverfuegung-online

Gut in Kontakt bleiben

Familie und Freundeskreis spielen eine wichtige Rolle, um die Brustkrebsbehandlung gut durchzustehen. Sie geben Halt und Kraft in dieser schwierigen Zeit. Doch so wie die Erkrankung das Leben verändert, können sich auch Beziehungen verändern. Wie gelingt es, in Verbindung zu bleiben?

Fühlen Sie sich einsam? Überfordert? Unverstanden? Eine Krebserkrankung erschüttert das Leben oft in seinen Grundfesten. Mit der Diagnose strömt auf die meisten Frauen eine Flut an Gedanken und Gefühlen ein. Über Angst, Wut und Hilflosigkeit zu sprechen, fällt jedoch vielen schwer. Vielleicht haben auch Sie Sorge, die Menschen in Ihrem Umfeld zu überfordern. Dann erscheint es manchmal einfacher, sich zurückzuziehen.

Jeder Mensch verarbeitet emotionale Krisen auf seine eigene Art, und wie offen Frauen mit ihrer Krebserkrankung umgehen, ist sehr unterschiedlich. Doch je mehr man sich zurückzieht, desto einsamer fühlt man sich meist – ein Teufelskreis, der nicht guttut.

Nahestehende Personen spielen eine wichtige Rolle während der Therapie. Sie unterstützen auf ganz praktische Weise, etwa im Haushalt oder als Begleitung zu Terminen. Vor allem aber leisten sie emotionalen Beistand und helfen dabei, Ängste, Sorgen, Unsicherheiten und depressive Phasen zu verarbeiten.

Wenn Sie soziale Kontakte pflegen und sich mit anderen Menschen austauschen, kann das helfen, die Therapie besser durchzustehen.

Suchen Sie aktiv das Gespräch mit vertrauten Personen und teilen Sie Ihre Gedanken und Gefühle mit ihnen. Dazu zählen auch Gespräche mit einer Psychotherapeutin oder einem Psychotherapeuten. Oft genügen schon ein paar Sitzungen, um Ihre Themen zu sortieren. Darüber hinaus können Sie während der Tumortherapie im zertifizierten Brustzentrum jederzeit auf die Gesprächsangebote der Psychoonkologie zugreifen und sich dabei auch über einen längeren Zeitraum begleiten lassen.

Gemeinsam aktiv werden

Es muss nicht immer ein Gespräch sein. Möglicherweise fällt es Ihnen schwer,

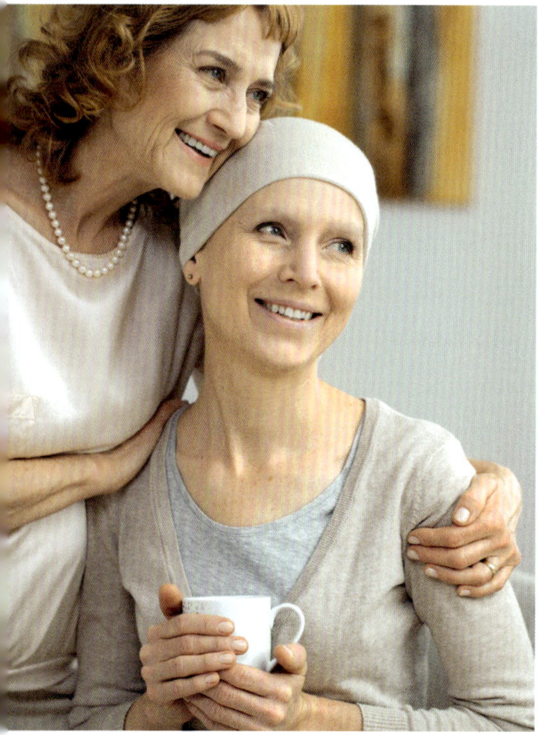

offen mit der Brustkrebserkrankung umzugehen. Vielleicht bemerken Sie auch, dass sich Menschen, die Ihnen zuvor nahestanden, auf einmal zurückziehen oder unsicher sind. Meist stecken dahinter eigene Ängste und Unsicherheiten im Umgang mit der Situation. Gleichzeitig gibt es Untersuchungen, die zeigen, dass sich das soziale Umfeld auch zum Positiven verändern kann: Bestehende Freundschaften werden intensiver und neue, vertrauensvolle Beziehungen entstehen.

Hilfreich ist es in jedem Fall, wenn Sie sich zu gemeinsamen Aktivitäten verabreden. Das kann ein Spaziergang oder ein Besuch im Kino oder Theater einmal im Monat sein. Vielleicht haben Sie auch Freude daran, im Chor zu singen oder sich ehrenamtlich zu engagieren. Das Miteinander stärkt das Wohlbefinden – und trägt oft ganz entscheidend zur Lebensqualität bei.

Vielleicht fällt es Ihnen auch leichter, Zeit mit anderen Betroffenen zu verbringen und sich mit ihnen auszutauschen, etwa in einer Selbsthilfegruppe, einem Online-Forum oder auf einem Patientinnenkongress. Das Gute dabei ist, dass oft ein Grundverständnis füreinander besteht. Deshalb fällt es meist viel leichter, sich zu öffnen und über Herausforderungen, Ängste und Sorgen zu reden.

Darüber hinaus laden Sportgruppen oder künstlerische Therapien dazu ein, aus der Isolation herauszukommen, und schaffen ein wohltuendes Miteinander. Probieren Sie aus, was Ihnen gefällt und wobei Sie Freude verspüren. Es gibt hier kein Richtig oder Falsch – entscheidend ist, dass Sie sich nicht allein fühlen.

Auch die Angehörigen sind betroffen

Eine Brustkrebserkrankung bedeutet nicht nur für Sie als Erkrankte einen Einschnitt in den Alltag, sondern auch für die Menschen an Ihrer Seite. Ihr Familien- und Freundeskreis muss ebenfalls mit der Situation zurechtkommen. Sie haben Angst und machen sich Sorgen um Sie – das belastet natürlich sehr. Doch oftmals scheuen sie sich, mit Ihnen darüber zu sprechen, weil sie befürchten, Sie dadurch zusätzlich zu belasten. Was eigentlich aus Rücksicht geschieht, kann nach außen hin leicht als Rückzug oder mangelndes Interesse aufgefasst werden.

Es ist für beide Seiten hilfreich, wenn Gedanken und Gefühle offen ausgesprochen werden. Denn wenn man nicht darüber redet, sondern die Ängste unterdrückt, bleiben sie trotzdem da und führen häufig zu Missstimmungen. Wie bei so vielen Herausforderungen im Leben gilt auch hier: Es fällt leichter, damit umzugehen, wenn man versteht, was dahintersteckt.

Im Alltag sind besonders Partnerin oder Partner stark belastet, weil sie häufig zusätzliche Aufgaben und Verantwortung im Haushalt und in der Familie übernehmen. Dazu kommt oft noch die Begleitung zu Terminen und Therapien, die eigene Berufstätigkeit und andere Verpflichtungen.

Die Krebsbehandlung kann Sie durch Erschöpfung, Müdigkeit oder depressive Phasen so stark beeinträchtigen, dass Sie nicht mehr wie gewohnt am Alltag und Familienleben teilnehmen können. Es ist hilfreich, wenn Sie sich Unterstützung suchen und Entlastung schaffen. Der Sozialdienst des Brustzentrums oder die Krebsberatungsstellen können hier gezielt beraten und beispielsweise bei der Beantragung einer Haushaltshilfe unterstützen. Gut ist es, wenn Sie ein Netzwerk aus Familie, Freundinnen und Freunden sowie Bekannten und Ehrenamtlichen aufbauen. Verteilen Sie die Aufgaben auf mehrere Schultern, damit die Belastung für Ihre Partnerin oder Ihren Partner nicht zu groß wird. Übrigens stehen die Angebote der Psychoonkologie auch Angehörigen offen. Sie können diese entweder allein oder gemeinsam nutzen. Bei Partnerschaftsthemen kann es sehr hilfreich sein, gemeinsam eine Paarberatung aufzusuchen. Dort können Sie u. a. auch Fragen zur Sexualität, zu Sexualstörungen oder zum Kinderwunsch besprechen. Ihre Partnerin oder Ihr Partner kann die Gesprächsangebote aber auch allein nutzen.

Mit Kindern über Krebs sprechen

Eine besondere Herausforderung ist es, wenn eine Frau an Brustkrebs erkrankt, die noch kleine Kinder hat. Zum einen bringt es praktische Herausforderungen mit sich, weil sich durch die Untersuchungen und Therapien in Praxen und im Krankenhaus die Routinen und Verantwortungen verändern. Oftmals übernimmt der andere Elternteil dann die Betreuung der Kinder und die Organisation des Haushalts.

Wichtig zu wissen ist, dass Sie hierzu Unterstützung wie eine Haushaltshilfe bei der Krankenkasse beantragen können. Wenn Sie längerfristig Hilfe und Begleitung benötigen, können Sie sich an das Jugendamt wenden, um eine sozialpädagogische Familienhilfe zu organisieren. Scheuen Sie sich auch nicht, Unterstützung aus dem Familien- und Freundeskreis in Anspruch zu nehmen.

Für Kinder kann die Krebserkrankung ihrer Mutter eine große emotionale Belastung sein. Dabei können Verlustängste aufkommen und die Sorge, ob „die Mama sterben wird". Viele Eltern möchten ihre Kinder schützen und vermeiden es deshalb, mit ihnen über die Brustkrebserkrankung zu sprechen. Für die Kinder ist dies jedoch nicht hilfreich. Denn sie spüren meist sehr genau, wenn es ihren Eltern nicht gut geht, wenn sie besorgt oder angespannt sind. Wenn Kinder aber keine Erklärungen für diese Veränderungen bekommen, sind sie auf sich gestellt und versuchen, eigene Erklärungen zu finden. Auf diese Weise können sich Ängste weiter verstärken und in Wut, Rückzug oder Unverständnis übergehen.

Es ist daher besser, offen mit der Krankheit umzugehen. Dabei ist eine altersgerechte Annäherung wichtig: Ein kleines Kind benötigt andere Erklärungen als ein Jugendlicher. Eine gute Richtschnur bieten die Fragen der Kinder selbst. Wenn Sie mit Ihren Kindern sprechen, bleiben Sie ehrlich und vermeiden Sie falsche Versprechungen. Statt zu sagen: „Die Mama ist bald wieder gesund", ist es besser zu sagen: „Wir hoffen, dass die Mama bald wieder gesund wird."

Geben Sie Ihrem Kind Gelegenheit, um seine Gefühle und Gedanken auszudrücken und diese mit anderen zu teilen. Seien Sie auch ehrlich im Umgang mit Ihren eigenen Gefühlen. Diese Offenheit vermittelt Wertschätzung und stärkt das gegenseitige Vertrauen. So kann Ihr Kind am besten mit der Situation umgehen, da es lernt, auch über Schwieriges zu sprechen – das ist eine wichtige Erfahrung für das gesamte weitere Leben.

Manchmal fällt es Kindern schwer, sich innerhalb der Familie zu öffnen, weil sie die Eltern schützen möchten. Auch für Kinder gibt es spezielle Gesprächs- und Gruppenangebote. Dort treffen sie auf Gleichaltrige und es fällt ihnen oftmals leichter, in dieser geschützten Umgebung über ihre Gedanken und Gefühle zu reden. Zudem erfahren sie, dass sie nicht die Einzigen sind, die mit einer solchen Situation konfrontiert sind, sondern dass auch andere Familien damit umgehen müssen und dass es gelingen kann, die Krankheit zu überwinden.

Aber ganz klar: Kinder brauchen auch krebsfreie Zeiten. Dreht sich in der Familie jedes Gespräch nur um die

Krankheit und die Therapie, kann das sehr belasten. Für Kinder ist es zudem wichtig, vertraute Bezugspersonen zu haben, die für sie da sind und ihnen dies aktiv zeigen. Das gibt ihnen Sicherheit. Auch tut es gut, wenn Kinder ihren Alltag mit Hobbys und Freundschaften beibehalten können.

Die Sorge, die eigenen Kinder nicht heranwachsen zu sehen, beschäftigt verständlicherweise nahezu jede erkrankte Mutter. Gedanken an den Tod können so stark in den Vordergrund rücken, dass sie die Beziehung zu den Kindern belasten. Denken Sie daran: Sie müssen da nicht allein durch. Sorgen und Ängste sind ganz normal. Oft hilft es schon, wenn Sie diese mit anderen teilen. Darüber hinaus können Ihnen Gespräche mit einer Psychoonkologin oder einem Psychoonkologen ganz konkrete Unterstützung bieten. Wenn die Sorgen und die Hilflosigkeit übermächtig werden, kann sich daraus eine psychische Erkrankung entwickeln (siehe Kapitel „Besondere Auswirkungen der Brustkrebstherapie", ab Seite 96). Warten Sie daher nicht ab, sondern suchen Sie rechtzeitig psychologische Hilfe – sowohl für sich selbst als auch für Ihre Kinder.

Kontakte für Familien

Hier finden krebskranke Eltern und ihre Kinder Informationen und Hilfe:

- Die Deutsche Krebshilfe (DKH) stellt auf ihrer Webseite Videos bereit, die Kindern das Thema Krebs altersgerecht und verständlich erklären: www.krebshilfe.de/blog/kindern-krebs-erklaeren/
- Der Verein Flüsterpost begleitet Kinder krebskranker Eltern mit speziellen Freizeitangeboten, Gruppenangeboten und persönlicher Beratung: www.kinder-krebskranker-eltern.de
- Die Klinik Ostseedeich in Grömitz bietet mit der onkologischen Reha-Maßnahme „gemeinsam gesund werden" ein spezielles Programm für Mütter mit Brustkrebs und ihre Kinder an: www.klinik-ostseedeich.de/schwerpunktkuren/gemeinsam-gesund-werden
- Hilfe für Kinder krebskranker Eltern (HKKE) vermittelt Unterstützungsangebote und zeigt Wege auf, wie Kinder mit den Herausforderungen umgehen können: www.hkke.org

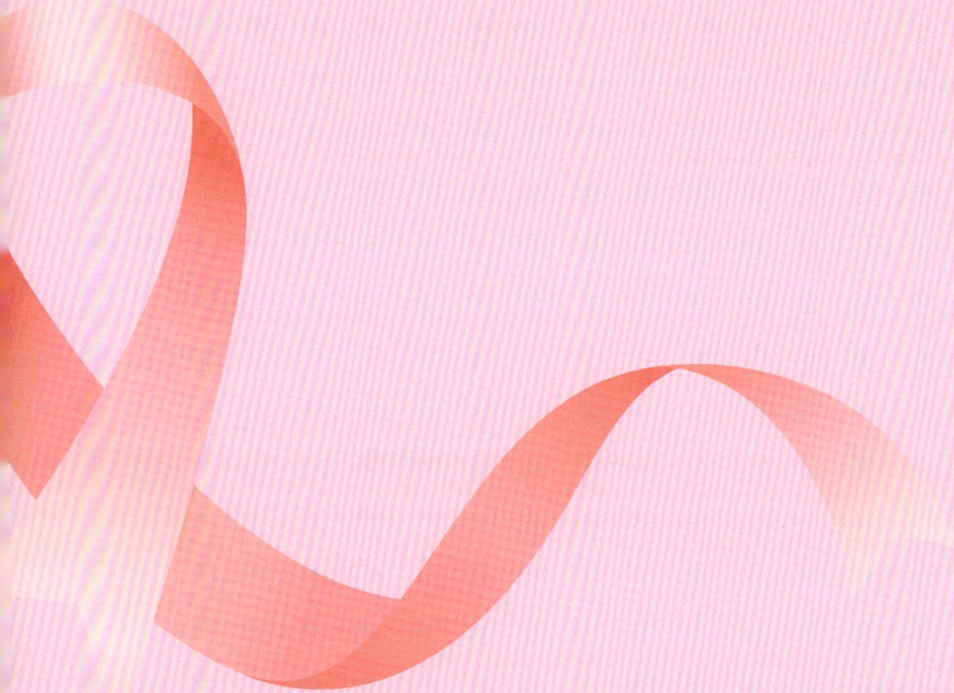

Wie geht es nach der Therapie weiter?

Nach der Brustkrebsbehandlung braucht es Zeit, sich wieder im normalen Alltag zurechtzufinden und das Erlebte zu verarbeiten. Die zeitnah anschließende Rehabilitation hilft dabei, den Übergang gut zu gestalten. Die Nachsorge begleitet langfristig, um mögliche Therapienebenwirkungen zu entdecken und einen Rückfall frühzeitig zu bemerken.

Anschlussheilbehandlung und Rehabilitation

Nach Abschluss der Therapie haben Sie Anspruch auf eine Rehabilitation, die Ihnen dabei hilft, wieder im Alltag Fuß zu fassen und mit möglichen Beschwerden umzugehen. Der Zeitpunkt kann direkt nach der Behandlung oder später gewählt werden.

Anschlussheilbehandlung

Sie können die Rehabilitation direkt im Anschluss an Ihren Klinikaufenthalt als sogenannte Anschlussheilbehandlung (AHB) beginnen. Diese soll Ihnen den Übergang von der Klinik in den Alltag und gegebenenfalls ins Berufsleben erleichtern. Im Fokus stehen dabei sowohl körperliche Beschwerden und Nebenwirkungen – wie Wundheilungsstörungen, Lymphödem, Bewegungseinschränkungen – als auch psychische Probleme und Erschöpfung.

Im Rahmen der AHB finden verschiedene Therapien und Maßnahmen statt: Physiotherapie, Ergotherapie, psychotherapeutische Einzel- und Gruppengespräche sowie eine sozialrechtliche Beratung. Darüber hinaus haben Sie die Möglichkeit, Angebote der Bewegungstherapie wahrzunehmen, Entspannungsmethoden zu erlernen oder eine Ernährungsberatung zu nutzen. Die Inhalte werden individuell mit jeder Patientin abgestimmt.

Die AHB muss innerhalb von 14 Tagen nach der Entlassung aus der Klinik begonnen werden. Diese Frist ist gerade bei Brustkrebs nicht immer einzuhalten, da zunächst die Ergebnisse der pathologischen Untersuchung und die Besprechung der Befunde in der Tumorkonferenz abgewartet werden müssen.

Zudem kann die Wundheilung den Beginn der Reha verzögern. Wenn es medizinisch notwendig ist, kann der Zeitpunkt deshalb auch verschoben werden. Bevor Sie die AHB beginnen, sollte die Erstbehandlung (Operation und/oder Chemotherapie und/oder Strahlentherapie) abgeschlossen sein.

Eine ergänzende medikamentöse Therapie können Sie meist während der Reha fortsetzen.

Es gibt verschiedene Kostenträger für eine AHB. Zuständig sein können die

Deutsche Rentenversicherung, die Krankenkasse, die Beihilfestelle oder die Agentur für Arbeit. Der Sozialdienst im Krankenhaus oder Ihre behandelnde onkologische bzw. strahlentherapeutische Praxis kann Sie beraten, welcher Kostenträger in Ihrem Fall zuständig ist. Dort erhalten Sie auch Unterstützung bei der Antragstellung, Kliniksuche und Organisation.
Die AHB findet entweder stationär mit Übernachtung in der Reha-Einrichtung oder ambulant als Tagesprogramm statt. Die Dauer beträgt in der Regel drei Wochen und kann bei Bedarf verlängert werden.
Patientinnen, die sich für eine ambulante Reha entscheiden, müssen keine Zuzahlung leisten. Bei einer stationären AHB fällt in der Regel eine Zuzahlung an, höchstens jedoch zehn Euro pro Tag für maximal 14 Tage. Erkundigen Sie sich vorab, wie hoch die Zuzahlung in Ihrem Fall ist und ob Sie sich eventuell befreien lassen können. Sprechen Sie außerdem mit Ihrer Ärztin oder Ihrem Arzt darüber, wann für Sie der beste Zeitpunkt für eine Rehabilitation ist.

Onkologische Reha

Sie können eine Reha-Maßnahme auch zu einem späteren Zeitpunkt beginnen. Die sogenannte onkologische Rehabilitation unterstützt Krebspatientinnen nach Ende der Tumortherapie dabei, ihren Alltag neu zu gestalten und wieder ins Berufsleben einzusteigen. Dabei werden sowohl körperliche als auch psychologische Themen behandelt. Das Angebot reicht von Bewegungs- und Entspannungstherapien über Massagen und Ernährungsberatung bis hin zu psychologischer und psychosozialer Begleitung.
Für eine onkologische Reha kommen verschiedene Kostenträger infrage. In den meisten Fällen ist die Rentenversicherung zuständig, manchmal aber auch die Krankenkasse oder die Beihilfe. Ihre Hausärztin oder Ihr Hausarzt kann Sie bei der Beantragung unterstützen. Sie können den Antrag aber auch selbst stellen. Dazu benötigen Sie einen Befundbericht Ihrer Ärztin oder Ihres Arztes, der beschreibt, welche Beschwerden und Einschränkungen Ihnen durch die Erkrankung oder die Therapie im Alltag, im Berufs- und Gesellschaftsleben entstehen. Auch begleitende psychosoziale und depressive Störungen sowie Unterstützungsbedarf im Hinblick auf die Krankheitsbewältigung können Kriterien für den Reha-Bedarf sein.
Im Antrag haben Sie die Möglichkeit, eine Wunschklinik anzugeben, in der Sie Ihre Reha gerne durchführen möchten. Falls Sie sich nicht sicher sind, ob die von Ihnen gewählte Klinik für Brustkrebspatientinnen geeignet ist, können Sie sich bei der Klinik oder bei einer Krebsberatungsstelle erkundigen.

Wichtig: Der Antrag sollte innerhalb des ersten Jahres nach Abschluss der Erstbehandlung (Operation und/oder Chemotherapie und/oder Bestrahlung) gestellt werden. Falls erhebliche Funktionsstörungen vorliegen, kann der Zeitraum auf zwei Jahre verlängert werden.

Eine onkologische Reha dauert in der Regel drei Wochen. Unter Umständen kann der Zeitraum verkürzt oder verlängert werden.

Wie bei jeder stationären Reha fällt auch hier eine Zuzahlung an, die höchstens zehn Euro pro Tag für maximal 42 Tage im Jahr beträgt. Die genaue Höhe hängt von Ihrem Nettoeinkommen ab. Erkundigen Sie sich vorab, ob Sie möglicherweise von der Zuzahlung befreit werden können. Den Antrag dafür müssen Sie gesondert bei der Rentenversicherung oder Krankenkasse stellen.

Folgende Antragsfristen sollten Sie außerdem kennen:

- Bei erheblichen Beeinträchtigungen können Sie innerhalb von zwei Jahren nach der Erstbehandlung erneut eine Reha beantragen.
- Nach Ablauf der Zweijahresfrist und abgeschlossener Reha können Sie erst nach vier Jahren wieder eine Reha beantragen. Ausnahme: Es liegt eine medizinische Notwendigkeit vor, etwa aufgrund einer erneuten Krebserkrankung oder weil sich Metastasen gebildet haben.

Kinderbetreuung während der Reha

Wenn Sie Kinder haben und diese zur Reha mitnehmen möchten, ist dies in der Regel möglich, sofern die Kinder nicht älter als zwölf Jahre sind. Diese Altersgrenze gilt nicht für Kinder, die dauerhaft auf Hilfe angewiesen und pflegebedürftig sind. Voraussetzung ist außerdem, dass zu Hause niemand die Betreuung übernehmen kann, z. B. weil Sie alleinerziehend sind oder weil andere im Haushalt lebende Personen beruflich stark eingebunden sind.

Bietet die Reha-Einrichtung keine Kinderbetreuung an, können Sie für Kinder unter zwölf Jahren eine Haushaltshilfe beantragen, die während Ihres Reha-Aufenthalts die Betreuung übernimmt.

Reha direkt beantragen

Den Antrag für eine onkologische Reha können Sie online über die Webseite der Deutschen Rentenversicherung stellen. Dort finden Sie auch das Formular für den Befundbericht, das von Ihrer Ärztin oder Ihrem Arzt ausgefüllt werden muss: www.deutsche-rentenversicherung.de

Nachsorge

Wenn die Krebstherapie beendet ist, werden Sie üblicherweise von Ihrer behandelnden Frauenärztin oder Ihrem behandelnden Frauenarzt weiterbetreut. Das wichtigste Ziel dieser Nachsorge ist, mögliche Rückfälle frühzeitig zu erkennen.

Ziele der Nachsorge

In der Regel erfolgt die Nachsorge in einer niedergelassenen gynäkologischen Praxis und zielt auf die Verbesserung der Lebensqualität und der körperlichen Leistungsfähigkeit ab. Es kann sein, dass Nebenwirkungen der Krebstherapie die Patientinnen langfristig beeinträchtigen. Dazu zählen z. B. Fatigue, Lymphödeme, Nervenschädigungen, Herzschwäche oder Osteoporose. Auch psychische Folgeerkrankungen wie Depressionen oder Angststörungen erfordern oft eine weitere Begleitung.

In der Nachsorge spielen auch die Themen Bewegung, Ernährung und Körpergewicht eine Rolle. Patientinnen mit Übergewicht sollten ein Normgewicht anstreben, da dies das Rückfallrisiko verringert. In der Nachsorge können Sie hierzu Rat und Unterstützung erhalten, z. B. durch eine Ernährungsberatung oder Bewegungstherapie. Auch Apps und Online-Programme können helfen, mehr sportliche Aktivitäten und eine ausgewogenere Ernährung in Ihr Leben zu integrieren.

Brustkrebspatientinnen, die eine endokrine Therapie erhalten, müssen oft über einen langen Zeitraum – in der Regel mindestens fünf Jahre – Medikamente einnehmen. In der Nachsorge wird Ihre Ärztin oder Ihr Arzt mit Ihnen besprechen, wie Sie mit der Behandlung zurechtkommen, ob Sie das Medikament gut vertragen oder ob Nebenwirkungen auftreten. Falls nötig, kann die Behandlung angepasst werden. Wichtig ist, dass die endokrine Therapie nicht eigenständig unterbrochen oder frühzeitig beendet wird.

Die Nachsorge hat auch das Ziel, einen Rückfall des Tumors frühzeitig zu erkennen. Dabei kann es sich um ein Wiederauftreten in der erkrankten Brust oder Achselhöhle handeln oder um einen Tumor in der anderen Brust. Die Nachsorge kann einem Rückfall zwar nicht vorbeugen, aber eine frühzeitige Diagnose führt zu besseren Heilungschancen, weil der Tumor kleiner ist und sich in der Regel besser behandeln lässt. Im Rahmen der Nachsorge wird Ihre Ärztin oder Ihr Arzt Ihnen zudem erklären, auf welche Symptome oder Veränderungen der Brust Sie selbst achten sollten.

Wie häufig zur Kontrolle?

Die Nachsorge läuft insgesamt über zehn Jahre. Sie umfasst ärztliche Gespräche und Beratungen, bei denen nach Ihrem Wohlbefinden und eventuellen Beschwerden gefragt wird. Darüber hinaus gehören die folgenden Untersuchungen zur üblichen Nachsorge:
Tastuntersuchung: In der Praxis werden beide Brüste und die Achselhöhlen abgetastet. In den ersten drei Jahren nach einem invasiven Brustkrebs findet die Tastuntersuchung alle drei Monate statt. Im vierten und fünften Jahr wird sie alle sechs Monate durchgeführt, ab dem sechsten Jahr wird eine Tastuntersuchung einmal pro Jahr empfohlen.
Mammographie und Ultraschall: Nach einer brusterhaltenden Operation sollte alle zwölf Monate eine Mammographie beider Brüste mit ergänzender Ultraschalluntersuchung stattfinden. Nach einer Brustentfernung wird einmal jährlich ein Ultraschall der Brustwand empfohlen. Die nicht betroffene Brust sollte mittels Mammographie und gegebenenfalls mittels Ultraschall untersucht werden. Eine ergänzende MRT (Kernspinuntersuchung) der Brust kann sinnvoll sein, wenn unklare Befunde in der Mammographie oder im Ultraschall festgestellt werden.
Blutuntersuchungen, MRT, CT, Röntgen und Knochenszintigraphie gehören nicht zu den Standarduntersuchungen in der Nachsorge. Sie werden nur bei Verdacht auf Metastasen oder einen Rückfall angewendet.

Zusätzliche Kontrollen

Frauen, die eine Chemotherapie mit Anthrazyklinen (Epirubicin und Doxorubicin) oder eine Anti-HER2-Therapie erhalten haben, wird in der Nachsorge eine regelmäßige Kontrolle der Herzfunktion mittels Ultraschall empfohlen. So kann eine mögliche Herzschwäche frühzeitig erkannt werden. Die Untersuchung sollte nach Abschluss der Therapie zunächst alle sechs Monate stattfinden, ab dem zweiten Jahr einmal pro Jahr und ab dem fünften Jahr im Abstand von fünf Jahren.
Frauen, bei denen die Wechseljahre durch die onkologische Therapie früh einsetzen oder die eine endokrine Therapie mit Aromatasehemmern erhalten, sollten regelmäßig ihre Knochendichte messen lassen, da ein erhöhtes Risiko für Osteoporose besteht.
Ganz wichtig: Bei Beschwerden oder Auffälligkeiten wenden Sie sich frühzeitig – unabhängig von den geplanten Kontrolluntersuchungen – an Ihre Ärztin oder Ihren Arzt.

Nachsorge nach invasivem und nicht-invasivem Brustkrebs

Empfehlung für Patientinnen ohne Beschwerden (mod. nach S3-Leitlinie 2025 und Empfehlungen der AGO Kommission Mamma 2025)

		Nachsorge/Follow-up*		**Screening/ Follow-up**
Jahre nach Primärtherapie		1 2 3	4 5	mehr als 5
Anamnese, klinische Untersuchung, Beratung		inv.: alle 3 Mon. in situ: alle 6 Mon.	alle 6 Mon.	alle 12 Mon.
Selbstuntersuchung		monatlich		
Bildgebende Diagnostik, Laboruntersuchungen		indiziert nur bei Symptomatik +/- Befunden +/- Verdacht auf Rezidiv/Metastasen bzw. Monitoring der Nebenwirkungen der Therapie		
Mammographie und ergänzende Sonographie	**BET****	beidseits: alle 12 Monate		
	Mastektomie	kontralateral: alle 12 Monate		
Echokardiographie		nach 6, 12 und 24 Monaten; danach jährlich bis 5 Jahre nach Abschluss von Therapie mit Anthrazyklin oder Trastuzumab (v. a. bei Risikofaktoren); danach alle 5 Jahre		

* fortlaufende „Nachsorgeuntersuchungen" bei noch laufender adjuvanter Therapie
** nach brusterhaltender Therapie (BET): erste Mammographie 1 Jahr nach initialer Mammographie oder zumindest 6 Monate nach abgeschlossener Bestrahlung

Nachsorge bei erblichem Brustkrebs

Bei Frauen, die eine Genveränderung tragen oder die besonders jung an Brustkrebs erkrankt sind, wird nach Beendigung der Therapie zur Teilnahme am „Intensivierten Früherkennungs- und Nachsorgeprogramm" (IFNP) geraten (siehe Seite 16). Sie sollten sich dazu in einem spezialisierten zertifizierten Zentrum für Familiären Brust- und Eierstockkrebs (FBREK) beraten lassen. Im Rahmen dieses Programms wird in der Regel jährlich neben Mammographie und Ultraschall auch eine MRT der Brust durchgeführt.

Zurück in den Job

Eine Krebserkrankung wirkt sich oft auch auf die persönliche Arbeitssituation aus. Während der Therapie sind die meisten Patientinnen krankgeschrieben. Danach möchten viele wieder zurück in ihren Job und arbeiten. Um den Weg dahin zu erleichtern, gibt es spezielle Programme.

Wie mit dem Brustkrebs im Beruf umgehen

Nach der Diagnose stehen in der Regel viele ärztliche Termine an, sowohl zur weiteren Untersuchung als auch zur Therapie. Es ist üblich, dass die Patientinnen mit der Diagnose eine Krankschreibung erhalten. Dabei gilt wie bei allen Krankschreibungen: Die ersten drei Tage können Sie sich in den meisten Unternehmen eigenständig krankmelden. Ab dem vierten Tag benötigen Sie eine ärztliche Bescheinigung.

Sie sind nicht verpflichtet, Ihren Arbeitgeber über die Krebserkrankung zu informieren. Wenn Sie diese Information nicht weitergeben möchten oder noch unsicher sind, wie Sie damit umgehen möchten, ist es ratsam, die erste Krankschreibung von Ihrer Hausärztin oder Ihrem Hausarzt ausstellen zu lassen. Wird die AU-Bescheinigung dagegen von einer Onkologin oder einem Onkologen ausgestellt, ist die zugrunde liegende Diagnose offensichtlich.

Während Ihrer Krankschreibung haben Sie Anspruch darauf, dass Ihr Arbeitgeber bis zu sechs Wochen Ihren Lohn weiterzahlt. Ab der siebten Woche übernimmt in der Regel die gesetzliche Krankenversicherung die Zahlung des Krankengeldes.

Wenn Sie ein gutes Vertrauensverhältnis zu Ihrem Unternehmen sowie zu Ihren Kolleginnen und Kollegen haben, werden Sie vermutlich über Ihren Gesundheitszustand sprechen wollen. Für Ihren Arbeitgeber kann es hilfreich sein zu wissen, dass Sie voraussichtlich über einen längeren Zeitraum nicht arbeiten können oder häufiger ausfallen werden. Dadurch lassen sich rechtzeitig Maßnahmen planen, die Ihren Wiedereinstieg erleichtern und Sie am Arbeitsplatz unterstützen. Tätigkeiten können angepasst, betriebliche Abläufe neu gestaltet oder Aufgaben umverteilt werden. Auch für Sie selbst kann es daher entlastend sein, offen mit der Krebserkrankung umzugehen.

Es bleibt jedoch immer eine persönliche Entscheidung, ob und wie Sie im Arbeitsumfeld über Ihre Erkrankung sprechen möchten. Wenn das Arbeitsverhältnis schwierig ist, etwa durch Misstrauen, Druck oder die Angst um den Arbeitsplatz, kann es ratsam sein, sich zunächst eher bedeckt zu halten. In solchen Fällen kann der Sozialdienst im Krankenhaus oder eine Krebsberatungsstelle Sie vertraulich beraten.
Wenn es in Ihrem Unternehmen einen Betriebs- oder Personalrat gibt, können Sie dort ebenfalls Unterstützung erhalten. Dieser informiert Sie über die verschiedenen Möglichkeiten des Wiedereinstiegs und kann als Vermittlungsstelle fungieren. Wichtig zu wissen: Der Betriebs- und Personalrat unterliegt der Schweigepflicht und darf Ihre Gesundheitsdaten nur mit Ihrem Einverständnis weitergeben.

Langsam zurück ins Arbeitsleben

Möchten Sie nach der Krebstherapie wieder in ihren Job zurückkehren, sollten Sie diesen Schritt gut planen. Der Wiedereinstieg ins Berufsleben beginnt in der Regel mit der Reha. Dort wird gemeinsam mit Ihnen besprochen, in welchem Umfang Sie aktuell oder künftig arbeitsfähig sind und wie der Wiedereinstieg gestaltet werden kann. Unternehmen sind dazu verpflichtet, ein „Betriebliches Eingliederungsmanagement" anzubieten – die konkrete Umsetzung kann jedoch unterschiedlich aussehen.
Für die meisten Frauen ist es hilfreich, ihre Arbeit langsam wieder aufzunehmen. Das sogenannte „Hamburger Modell" bietet einen stufenweisen Einstieg und wird häufig angewendet. Bereits während der Reha oder im Anschluss daran können Sie mit Ihrem Arzt oder Ihrer Ärztin einen Wiedereingliederungsplan erstellen und die Wiedereingliederung beantragen. Während der stufenweisen Wiedereingliederung erhalten Sie keinen Lohn, sondern Kranken-, Übergangs- oder Verletztengeld.

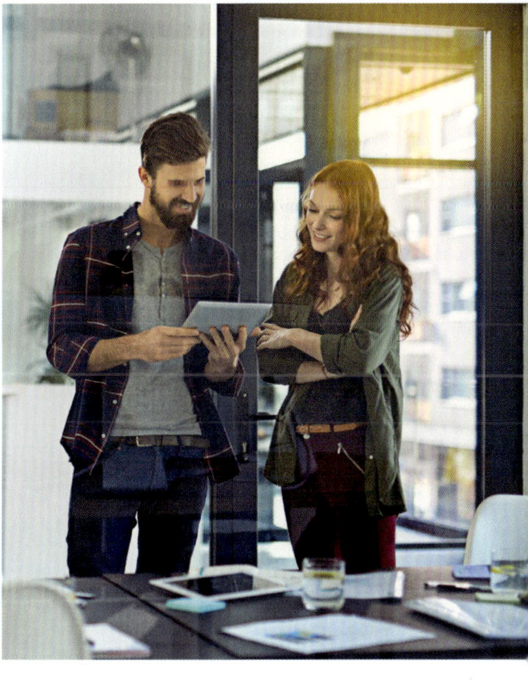

In dem Plan werden die Arbeitsstunden und Aufgabenbereiche festgehalten. Je nach persönlicher Belastbarkeit beginnen Sie mit zwei oder vier Stunden Arbeitszeit täglich und steigern diese über Wochen oder Monate auf sechs Stunden. Sobald Sie sechs Stunden pro Tag arbeiten können, gilt die Wiedereingliederung als abgeschlossen.
Die tägliche Arbeitszeit und die Dauer des Wiedereinstiegs stimmen Sie individuell mit dem Unternehmen und Ihrer Ärztin oder Ihrem Arzt ab. Seien Sie dabei ehrlich zu sich selbst. Falls Sie merken, dass Sie sich übernommen haben, lässt sich der Wiedereingliederungsplan anpassen. Ist Ihre Tätigkeit mit einem hohen Stressfaktor verbunden, sollten Sie mit Ihren Vorgesetzten besprechen, inwieweit sich die Arbeitsbedingungen anpassen lassen.

Neu orientieren und berufliche Reha

Es kann auch sein, dass Sie aufgrund gesundheitlicher Einschränkungen nicht an Ihren bisherigen Arbeitsplatz zurückkehren können. Dann kann eine berufliche Rehabilitation hilfreich sein. Sie unterstützt sowohl beim Neubeginn im erlernten Beruf als auch bei der Entwicklung neuer beruflicher Perspektiven. Die sogenannten Leistungen zur Teilhabe am Arbeitsleben umfassen verschiedene Maßnahmen, etwa technische Hilfen, Fortbildungen oder Umschulungen. Im Gespräch mit Ihrem Berater oder Ihrer Beraterin finden Sie heraus, welche Leistungen für Sie geeignet sind und wie Sie diese beantragen können. Finanziert wird die berufliche Reha über die Rentenversicherung, die Agentur für Arbeit oder andere Träger.

Beratung finden

Hier können Sie sich zur beruflichen Reha beraten lassen:

- Deutsche Rentenversicherung: www.deutsche-rentenversicherung.de/DRV/DE/Reha/reha_node.html
- Agentur für Arbeit: www.arbeitsagentur.de
- Fachstelle für Ergänzende unabhängige Teilhabeberatung (EUTB): www.teilhabeberatung.de

Weitere Adressen und Informationen

Ablatio mammae – Selbstbewusst ohne Brust e. V. (AMSOB)
www.amsob.de

Arbeitsgemeinschaft Gynäkologische Onkologie e. V. (AGO)
https://www.ago-online.de/fuer-patienten

Beratungsdienst Krebsinformationsdienst (KID)
www.krebsinformationsdienst.de

Brustkrebs Deutschland e. V.
www.brustkrebsdeutschland.de

Frauenselbsthilfe Krebs – Bundesverband e. V.
www.frauenselbsthilfe.de

mamazone – Frauen und Forschung gegen Brustkrebs e. V.
www.mamazone.de

Mamma Mia! Das Brustkrebsmagazin
www.mammamia-online.de

Nadja Will – Onco Health, Cancer Support, Network
www.nadjawill.de

PINK! Aktiv gegen Brustkrebs
https://pink-brustkrebs.de/

Stiftung Perspektiven – Wege für Menschen mit Krebs
www.stiftung-perspektiven.de

yeswecan!cer
www.yeswecan-cer.org

Sachregister

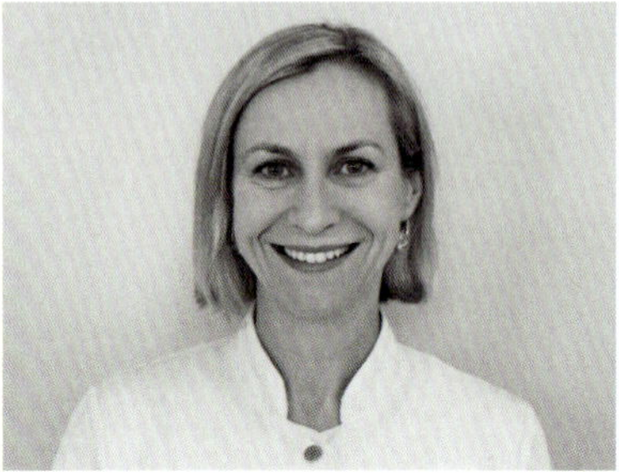

ZUR AUTORIN

Prof. Dr. Maggie Banys-Paluchowski ist stellvertretende Direktorin der Klinik für Frauenheilkunde und Geburtshilfe und Leiterin des Zentrums für familiären Brust- und Eierstockkrebs (FBREK) sowie des Brustkrebszentrums am Universitätsklinikum Schleswig-Holstein, Campus Lübeck. Zudem ist sie Erste Stellvertretende Vorsitzende der Arbeitsgemeinschaft für ästhetische, plastische und wiederherstellende Operationsverfahren in der Gynäkologie e.V. (AWOgyn) und Mitglied der AGO-Kommission Mamma, die jährlich neue Empfehlungen zur Diagnostik und Behandlung von Brustkrebs herausgibt.

Neugierig geworden? Mehr über die Autorin und ihre Arbeit erfahren Sie auf Instagram unter @prof.banys!

IMPRESSUM

Hinter jedem tollen Buch steckt ein starkes Team

Projektleitung: *Nadine Widl*
Texte: *Peggy Elfmann*
Lektorat: *Karoline Laarmann*
Covergestaltung: *Ina Zimmermann*
Grafische Gestaltung und Satz: *Dorothee Griesbeck*
Fotografie: *Shutterstock*
Illustrationen: *Jan Russok (S. 128), Shutterstock (alle weiteren Illustrationen)*
Herstellung: *Frank Jansen*
Producing: *Jan Russok*
Druck & Bindung: *optimal media GmbH, Röbel*

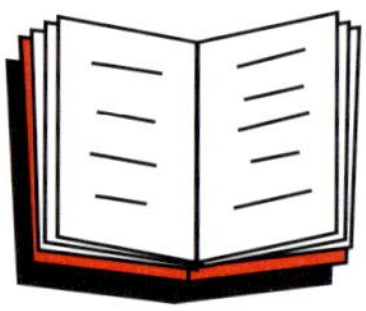

1. Auflage 2026

Neumühlen 17, 22763 Hamburg
ISBN: 978-3-96584-605-0
Redaktionsanschrift:
ZS, Edel Verlagsgruppe GmbH,
Kaiserstraße 14b, 80801 München
www.zsverlag.de/kontakt
www.edelverlagsgruppe.de/kontakt

HINWEIS

Die Ratschläge in diesem Buch wurden mit größter Sorgfalt von Autorin und Verlag erarbeitet und geprüft. Eine Garantie kann jedoch nicht übernommen werden. Ebenso ist eine Haftung der Autorin bzw. des Verlags und seiner Beauftragten für Personen-, Sach- oder Vermögensschäden ausgeschlossen. Erkrankungen mit ernstem Hintergrund gehören in ärztliche Behandlung! Bei bereits bestehenden Beschwerden kann das Buch daher keinen fachärztlichen Rat ersetzen.

LIEBE LESERINNEN, LIEBE LESER,

wie schön, dass Sie ein Buch von ZS in den Händen halten. „Jetzt leben!" ist das Motto unseres Verlages. Es steht für Genuss und Inspiration, Unterstützung und Motivation. Ob Kulinarik oder Fitness, Gesundheit oder Lebenshilfe – seit über 30 Jahren bieten wir kompetente Ratgeber für (fast) alle Lebenslagen. Wir lieben Tradition genauso wie Innovation – sie treiben uns an. Unsere Autorinnen und Autoren sind Menschen, die zu ihrem Thema wirklich etwas zu sagen und zu schreiben haben. Unsere Produkte sind erzählerisch, appetitmachend und als gedruckte Bücher haptisch echte Erlebnisse. Für Sie mit ganz viel Liebe gemacht! Entdecken Sie mehr aus unserer wunderbaren Welt!

UNSER VERLAGSHAUS

Mit Standorten in Hamburg und München zählt die Edel Verlagsgruppe zu den größten unabhängigen Buchanbietern Deutschlands. Zur Gruppe gehören die Verlage Dr. Oetker Verlag, Edel Sports, KARIBU und ZS.

ZS - Ein Verlag der Edel Verlagsgruppe
www.zsverlag.de
www.facebook.com/zsverlag
www.instagram.com/zsverlag

NEWSLETTER

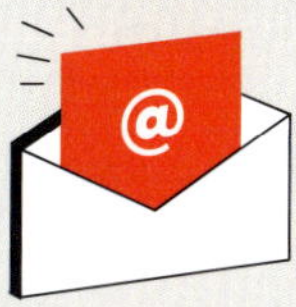

Was koche ich heute Feines? Und wie geht das – schmackhaft und gesund? Melden Sie sich jetzt zum ZS-Genuss-Service an und verpassen Sie keine kulinarischen und gesundheitlichen Trends mehr. Wir informieren Sie regelmäßig über unsere Neuerscheinungen, Aktionen oder Gewinnspiele und verraten Ihnen unsere Lieblingsrezepte!

GEWINNEN

Unter allen Neuabonnierenden verlosen wir jeden Monat eine *ZS-Genuss-Box* im Wert von 75,00 €.

Jetzt anmelden unter:
www.zsverlag.de/newsletter
oder den QR Code scannen:

ANMELDEN!